慢性疾病居家护理手册

CHRONIC DISEASE HOME CARE HANDBOOK

方国美 主编

江西科学技术出版社

图书在版编目（CIP）数据

慢性疾病居家护理手册 / 方国美主编. -- 南昌：
江西科学技术出版社，2023.11
ISBN 978-7-5390-8754-2

Ⅰ. ①慢… Ⅱ. ①方… Ⅲ. ①慢性病—护理—手册
Ⅳ. ①R473.2-62

中国国家版本馆 CIP 数据核字(2023)第 196042 号

国际互联网（Internet）地址：
http://www.jxkjcbs.com
选题序号 : ZK2023137
责任编辑 : 魏栋伟　宋　涛

慢性疾病居家护理手册
MANXING JIBING JUJIA HULI SHOUCE

方国美　主编

出版 发行	江西科学技术出版社
社址	江西省南昌市蓼洲街2号附1号
	邮编 : 330009　电话 : (0791)86623491　86639342(传真)
印刷	江西千叶彩印有限公司
经销	全国各地新华书店
开本	710mm × 1000mm　1/16
字数	150千字
印张	9.5
版次	2023年11月第1版　2023年11月第1次印刷
书号	ISBN 978-7-5390-8754-2
印数	1-6000册
定价	42.00元

赣版权登字 :-03-2023-212

《慢性疾病居家护理手册》
编写委员会

主　编：方国美

副主编：金丽红　陈晓红

编　委：王小凤　毛细花　兰晓红　许晓雅

　　　　李晓芬　朱晓影　严　平　吴　玉

　　　　吴小娟　吴金香　沈荷娟　陈婧婧

　　　　陈玲玲　陈敏华　季美芬　应秀华

　　　　尚旭丽　郑晓佳　赵和兰　赵青青

　　　　项英美　柳敏芬　胡巧美　胡丽娅

　　　　郭　晶　蒋慧丽　缪小红

序一

慢性疾病是一类起病隐匿、病因复杂、病程较长、迁延不愈的疾病，严重威胁着人类的生存和健康，也给慢性疾病护理管理带来了使命和任务。如何指导慢性疾病患者及照护者进行居家自我管理，如何为实施居家照护的医护人员提供优质护理蓝本，是专业性健康科普的重要内容。

近年来，我国积极推动从以治病为中心向以人民健康为中心的转变，陆续出台了《中国防治慢性病中长期规划（2017—2025 年）》《"健康中国 2030"规划纲要》《健康中国行动（2019—2030）》《关于促进护理健康服务业改革与发展的指导意见》等文件，强调实施慢性疾病综合防控战略，大力发展社区和居家护理服务，为长期卧床者、晚期肿瘤患者、行动不便的老年人、残疾人以及适合在家庭条件下进行医疗护理的人群提供家庭居家护理，做到全人群、全生命周期的慢性疾病健康管理。医学专家们也在不断深入研究慢性疾病共病的防治策略，呈现出"百家争鸣"的热闹景象，"互联网+护理服务"、医养结合探索不断深入。与此同时，网络上也不断有各种慢性疾病居家照护方法"出炉"，然而，部分专家发布的前沿科研成果往往因为晦涩难懂难免"曲高和寡"，一些自媒体人给出的"民间秘方"又经不起实证考究而缺乏安全性。

2022 年 10 月，随着《浙江省深化推广"浙里护理"应用实施方案》的出台，互联网护理不断向前迈进。我们一直希望看到专业的医学护理团队，把先进的科研成果用到百姓健康科普中，基于护理专业素养，并能跳出专业圈，编撰出人们易查、易读、易学的慢性疾病自我护理"口袋书"，能"锦上添花"地对专业同行起到借鉴作用。

当看到这本《慢性疾病居家护理手册》时，还是给了我极大的惊喜！可以说它是一本慢性疾病防治方面类似"字典"的工具书。作者将慢性疾病的居家护理方式概括得专业精炼，却不失活泼，阅读体验也甚是有趣！这与作者数十年扎实的临床护理、实战管理及志愿者服务经验密不可分。本书在探索慢性疾病健康管理、优化"互联网居家护理"、普及居民健康素养等多方面作了深入研究，文辞严谨，凝聚着各专业领域的临床护理专家和骨干的心血，将慢性疾病居家护理分为定义、观察要点、居家用药、居家饮食、居家日常、居家康复、就医七大板块进行编写，因此，对初入慢性疾病居家护理领域的医护团队有启蒙作用，对已投身其中但面临困阻的同行也能起到答疑解惑的作用。本书内容专业，但遣词配图却通俗易懂，大众视角的撰写角度，带给患者及其家庭极好的阅读体验感。

医之大者，为国为民。但愿有更多的护理人员，用专业的医学护理知识去呵护大众，让健康中国成为广大人民群众实实在在的获得感。

胡斌春　浙江省护理学会理事长

2023 年 9 月

序
二

全面浏览了这本《慢性疾病居家护理手册》印刷初稿，我当即感受到这是一本非常实用的关于常见慢性疾病护理指导手册。它包含两部分内容，一是针对常见慢性疾病的居家护理指导，包括47个病种；二是常见居家护理技术指导，包括27个技术项目。编写逻辑清楚，内容非常实用、要点明了。譬如说，在居家护理指导章节中，每种常见病的基本概念、病情观察要点、日常护理要点、饮食要点、用药指导、康复要点以及送医指征，都罗列得清清楚楚。在居家护理技术指导章节中，列出每个护理技术操作要点、观察要点、注意事项和送医指征，并有视频反复观看。作者编写文字通俗、流畅易懂、图文并茂，实际指导意义很强。

预计本书一定会受到读者欢迎。为什么？因为我们整个社会正面临慢性非传染性疾病（简称慢病）和老龄化的严峻挑战。

慢性疾病是在经济繁荣之下，伴随生活方式和饮食模式的巨大变迁而产生，是长期积累形成的不具备传染性的疾病。它"潜伏期"较长，得病时间不确定，主要包括四大类：高血压、血脂异常、冠心病、脑卒中等心脑血管疾病；肥胖、糖尿病等代谢性疾病；胃癌、肺癌、肝癌等恶性慢性疾病；慢阻肺、肺气肿等慢性呼吸系统疾病。据国家权威部门数据报告显示，我国因慢性疾病导致的死亡人数已达到全国总死亡人数的86.6%，导致的疾病负担占总疾病负担的近70%；中老年以上人口是慢性疾病高发年龄段。人口普查及研究结果表明，截至2022年末，全国65周岁及以上老年人口2.1亿人，占总人口的15.38%，人口年龄总体结构呈现中度老龄化国家的特征；人口区间分布严重不均衡：30~34岁和50~54岁两个区间人口占比过高，分别占总人口的8.8%和8.6%，这预示未来人口老龄化将提速；80岁以上人口占总人口的2.54%，高龄老年人群亟须得到照料和护理；全社会即将面临明显的养老和医疗照护压力。

慢病化和老龄化对社会的影响可以叠加，给患者及其家庭，乃至整个社会带来沉重负担。多病、共病状态和长期带病生活（存）状态，在中老年尤其是老年人群中占比越来越高。除了大型医疗机构的疾病诊疗外，更多的照护场景会发生在社区、家庭。因此，基层医疗机构照护、家庭医生照护、居家日常照护成为应对慢病化、老龄化社会的基础和必然。

本书主编方国美主任护师长期从事三甲综合性医院的临床护理实践和管理工作，对健康管理、健康教育、慢病健康干预等方面有很高的造诣，也积累了不少研究成果。其组织精干护理团队编写此书，选题精准、编写规范、实用可靠，因此，本书不仅可供普通读者学习使用，也可供基层医疗机构工作人员参考。

惟希望今后有机会修订再版时，适度增加慢性疾病病种和护理技术的种类数量，让覆盖面更广些；内容细节上结合最新诊疗及护理指南和研究成果，以便更加与时俱进。

主任医师、教授、博士生导师
邵初晓　　浙江省丽水市人民医院党委书记
2023年9月

内容简介

　　面对我国人口快速老龄化带来的社会挑战，党和国家已经将其提升为国家战略，党的二十大、"两会"政府工作报告、"十四五"规划等，都对推进健康中国建设作出了重大部署。老龄化背景下，伴随出现的是慢性疾病、共病、失能等问题，因医疗条件限制，大部分慢性疾病患者以居家养老为主。聚焦居家慢性疾病患者的医疗护理服务需求，提高慢性疾病患者居家护理服务能力和水平，增进获得感、幸福感。丽水市人民医院众多具有丰富临床经验的护理专业人员联合编写了《慢性疾病居家护理手册》，该书是一本有关慢性疾病患者居家护理基本常识与技能相关知识的工具书。

　　《慢性疾病居家护理手册》从常见慢性疾病家庭护理与照护着手，系统地介绍了常见慢性疾病的居家护理要点和护理技术，主要内容有慢性疾病观察要点、用药指导、饮食教育、居家康复、日常生活、就医条件等，在一定程度上提升慢性疾病患者及照护者的家庭护理水平。除理论知识指导外，还有居家护理技术和急救措施，并辅以操作视频二维码，微信扫一扫即可观看，是一部较为完善和实用的慢性疾病居家护理手册。本书实用性强、内容简洁、通俗易懂，适合广大慢性疾病病友和家庭照护者参考使用。

目录 CONTENTS

第一章 >>> COMMON CHRONIC
DISEASE HOME CARE

常见慢性疾病居家护理

高血压

高血压是指在日常未服用各类降压药物时，非同日测量的3次血压，收缩压≥140 mmHg和（或）舒张压≥90 mmHg。

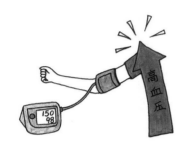

观察要点

- 有无头晕、头痛、耳朵嗡嗡响、心慌、视物模糊、手脚麻木、疲乏无力等症状。
- 出现严重头痛、恶心呕吐、想睡觉、抽筋和神志不清时，考虑是严重的高血压引起的脑部疾病。
- 长时间卧位或坐位起立后，出现头晕、乏力、心慌、出汗、恶心呕吐等供血不足的症状，考虑为直立性低血压。
- 动态监测血压，做到定时间、定血压计、定部位、定姿势，并做好记录。

居家用药

- 根据医生指导，坚持长期用药。
- 不要私自停止、增加或者减少药量，服药后15~30分钟再进行活动。
- 注意观查药物的疗效及不良反应，当血压降到正常后不要自己停药，应去医院测量血压，根据医生调整的剂量服用。

居家饮食

营养均衡，低盐低脂，戒烟限酒，增加谷类、新鲜蔬菜和水果的摄入。

- 低盐，每天钠盐摄入量低于5 g。
- 控制油脂摄入，每日不超过25~30 mL。
- 服用呋塞米时，补充蘑菇、香蕉、橘子等含钾高的食物。
- 戒烟限酒。不提倡喝酒，如要喝酒，应少量，白酒、葡萄酒和啤酒的量分别少于50 mL/d、100 mL/d、300 mL/d。

- 少吃腌制食物，如咸菜、火腿，油炸食物，动物内脏，肥肉、奶油、猪脑、鱼子、蟹黄，精米、白面等精细食物。

居家日常

- 保持生活规律，早睡早起。
- 保持乐观、稳定、平和的情绪。
- 推荐使用经过验证的上臂式医用电子血压计进行家庭自测血压。
- 预防直立性低血压。避免长时间站立或快速改变姿势，如从卧位、坐位站起时动作要慢。若出现头晕、心慌等症状，应马上平躺，抬高双脚，促进血液回流。

成人血压水平的分类（中国高血压防治指南2018）

类　　别	收缩压(mmHg)		舒张压(mmHg)
理想血压	<120	和	<80
正常高值血压	120~139	和(或)	80~89
高血压	≥140	和(或)	≥90
1级高血压(轻度)	140~159	和(或)	90~99
2级高血压(中度)	160~179	和(或)	100~109
3级高血压(重度)	≥180	和(或)	≥110
单纯收缩期高血压	≥140	和	<90

注：当收缩压和舒张压分值属于不同级别时，以较高的级别为准。

居家康复

- 每天坚持有氧运动半小时以上，如骑自行车、慢跑、做体操及打太极拳等。
- 作息规律，不熬夜。
- 运动过程中出现头晕头痛、视物模糊、胸痛等表现时应停止活动，卧床休息。

就　医

- 神志不清或昏迷，突发讲话不清和（或）手脚不灵便、麻木。
- 血压≥180/110 mmHg，伴剧烈头痛、恶心呕吐时。
- 出现眩晕、站立不稳、摔倒在地、眼前黑蒙、经常呛咳、哈欠连天、白天睡意明显等症状时。
- 原有其他疾病复发时。

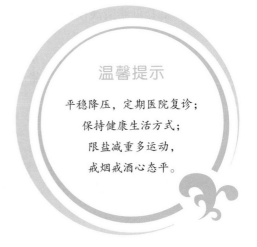

温馨提示

平稳降压，定期医院复诊；
保持健康生活方式；
限盐减重多运动，
戒烟戒酒心态平。

冠心病

冠状动脉粥样硬化性心脏病指冠状动脉粥样硬化使血管腔狭窄或阻塞，导致心肌缺血缺氧或坏死而引起的心脏病，简称冠心病。世界卫生组织将冠心病分为5型，即隐匿型或无症状型冠心病、心绞痛、心肌梗死、缺血性心肌病、猝死。

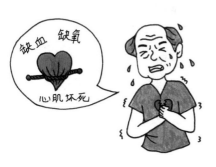

观察要点

- 胸闷胸痛是典型的表现，观察胸痛发作持续时间、疼痛程度，是否伴有烦躁、出汗多、恐惧、濒死感，部分患者可表现为牙痛、上腹痛。在使用硝酸甘油药物后，症状未缓解时应特别注意。
- 注意是否有以下前期表现：乏力、胸部不适、活动时心悸、气急、烦躁等症状。
- 定期监测血压、血糖、血脂等。

居家用药

- 服用硝酸甘油药物后要观察是否有头痛、眩晕、心慌、恶心、呕吐等不适症状。硝酸甘油药物存放要求：遮光、密封，在阴凉处保存。
- 长期服用抗血小板药物者应注意关注痰中是否带血、皮肤是否有瘀点瘀斑、大小便颜色等以判断出血倾向。

居家饮食

营养均衡，低盐低脂清淡饮食，避免辛辣刺激食物。

- 少量多餐，忌食过饱，应食用低盐、低脂、低热量、低胆固醇的清淡易消化食物，减少味精、酱油的摄入。
- 多吃新鲜蔬菜和水果。

- 戒烟限酒，少喝咖啡、浓茶等刺激性饮料。控制火腿、腌制食物、肥肉、奶油、蛋黄、猪脑、鱼子、蟹黄、油炸食物、动物内脏等的摄入。

⚤ 居家日常

- 保持心情愉悦，避免情绪激动，多听和谐悦耳的轻音乐，防止精神压力过大。
- 早睡早起，保证充足的睡眠。
- 便秘时切勿用力排便。
- 家中常备硝酸甘油、阿司匹林、阿托伐他汀等急救药物，胸痛发作时立即停止活动或舌下含服硝酸甘油，含服后不能缓解，需马上来医院就诊。
- 每月复诊1次。

⚤ 居家康复

- 每天坚持有氧运动半小时以上，如骑自行车、做体操、慢跑、跳广场舞及打太极拳等，避免时间过长的剧烈活动。
- 病情稳定2~4个月后，酌情恢复工作，避免重体力劳动、高空作业、驾驶车船及其他精神紧张的工作。
- 运动康复时，关注自身精神及身体状况，如出现不适，需减少运动量，必要时家属陪同在身边，预防跌倒，确保安全。

⚤ 就　医

急诊就医：
- 突发晕厥、神志不清者。
- 出现剧烈胸痛、大汗淋漓、脸色苍白、恶心呕吐者。
- 胸痛持续时间很长，含服硝酸甘油不能够缓解者。

门诊就医：
- 劳累或精神紧张时出现胸骨后胸闷或胸痛者。
- 运动后出现腹痛、牙痛者。
- 吃太饱、受寒、进行体力活动时出现胸闷、心慌、呼吸费力者。
- 晚上睡觉时，胸闷憋气，需要高枕卧位方感舒适者。
- 反复出现不明原因心跳过快或过缓者。
- 排便后出现心慌、胸闷、气急或胸痛不适者。
- 血压控制不稳，药效不如以前者。

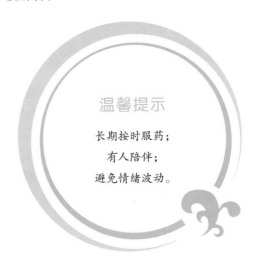

温馨提示

长期按时服药；

有人陪伴；

避免情绪波动。

人工心脏瓣膜置换术后

人工心脏瓣膜置换或瓣膜成形手术是治疗心脏瓣膜疾病的主要方法。术后主要的目标是尽快恢复生理功能，逐步进入正常生活及工作状态。

观察要点

- 每天观察体温、体重变化并做好记录。
- 危险信号：胸口不舒服，胸部正中持续几分钟或反复出现有东西压着的感觉，或者感觉疼痛、呼吸很费力、出冷汗、恶心、头晕。
- 中风的危险信号：面部、四肢，特别是单侧肢体突然出现麻木和无力，行走困难；突然的神志变化（表情淡漠、反应迟钝或者烦躁不安、语无伦次）；突然不明原因的剧烈头痛。
- 异常的出血：鼻血、皮肤下瘀斑、小便颜色有血、大便颜色如柏油样。

居家用药

- 根据医生指导，坚持长期用药，切勿擅自增加或者减少药量。
- 服用强心药（如地高辛）：服用前测量脉搏，低于60次/分时不服用；如看白墙时出现黄绿色、恶心、呕吐，请停药就医。
- 利尿剂（如呋塞米、螺内酯等）：注意尿量、心率、下肢水肿情况及主观感受。口服上述利尿药，需同时服用氯化钾片。
- 抗凝剂（如华法林）：每天固定时间服用华法林，日常应避免外伤，防止出血。

居家日常

- 预防感染。房间要经常通风换气，预防呼吸道疾病，避免受凉感冒。
- 妊娠。生育期女患者应避孕，如坚持生育，应详细咨询医师，取得保健指导。
- 日常就医时主动告诉医生你正在服用抗凝药物。
- 定期复查凝血功能，每年1次复诊进行常规体检。

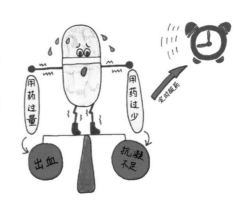

6

🍵 居家饮食

戒烟限酒，限制食盐摄入，低脂肪、低胆固醇、高蛋白、高维生素饮食。

- 建议食用低脂肪、低胆固醇、高纤维素（谷物类、蔬菜类、水果类等）。
- 高蛋白质（乳制品、蛋类、肉类等），增加优质蛋白摄入，如动物蛋白质中的蛋、奶、肉、鱼等。
- 维生素和含钾丰富（香蕉、橘子）的食物。

- 避免暴饮暴食或过分节食，戒烟限酒。
- 忌太咸，心功能较差者每日饮水量应小于 1500 mL，忌吃大量稀饭。
- 维生素 K 含量较高的食物（如胡萝卜、猪肝、菠菜、花菜、豌豆等）容易干扰华法林的抗凝血作用，注意不过多或长时间单调地食用这类食物。

🏃 居家康复

- 术后 3 个月适当增加室外有氧运动，以不引起心慌、气短为宜，3 个月内避免扩胸运动、胸部碰撞及手提超过 4 kg 的重物。
  - 术后 3～6 个月间，可适当进行半天工作。
  - 半年后可以全天工作。应根据个人体力情况，循序渐进增加活动量，避免剧烈运动及运动时间过长，如快速短跑、举重等。

🧑‍⚕️ 就　医

急诊就医：

- 轻微活动即会引起胸闷气急，无法平躺。
- 咳大量粉红色泡沫痰，伴极度疲乏、心慌、呼吸困难、出汗、四肢湿冷等。
- 突然晕倒、神志不清、言语困难或理解力下降，单侧肢体突发麻木和无力或下肢疼痛、面色苍白的现象发生。
- 心脏瓣膜开合声音不正常。

门诊就医：

- 不明原因发热。
- 有皮肤瘀斑，小便出血等情况。
- 体重增加或脚踝肿胀。

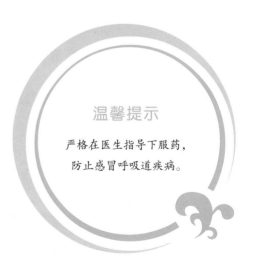

温馨提示

严格在医生指导下服药，
防止感冒呼吸道疾病。

二、呼吸系统疾病

慢性阻塞性肺疾病

　　慢性阻塞性肺疾病是一种具有气流阻塞特征的可以预防和治疗的疾病，其气流受限多呈进行性发展，与烟雾等有害气体或有害颗粒导致的异常慢性炎症反应有关。

观察要点

- 有无嗜睡。
- 观察痰的颜色、量及性状，痰液性状是否为泡沫样、果冻样、脓液样或鲜血样。
- 有无缺氧表现：如胸闷气闭，呼吸费力，口唇、甲床发紫等。

居家用药

- 根据医生指导，坚持长期用药。
- 使用支气管吸入制剂后及时漱口，避免药物残留造成咽喉部干燥、声音嘶哑、口咽部霉菌感染等情况。

居家饮食

- 少量多餐，多摄取优质高蛋白、高热量食物，如蛋、奶、肉、鱼等。
- 补充富含各种维生素的食物，如麦芽、各种新鲜蔬菜和水果等。
- 进食后需休息半小时。

- 避免食用洋葱、青椒、豆类等。
- 减少富含碳水化合物食物的摄入，如红薯、面粉、土豆等。

🧍 居家日常

- 戒烟。香烟烟雾中含有焦油、尼古丁等有害物质，会对呼吸道产生极大危害。
- 避免环境污染，避免厨房油烟，潮湿、大风、严寒等气候时避免到室外活动，根据气候变化及时增减衣物，避免受凉感冒。
- 冬季来临之前注射流感疫苗或（和）肺炎疫苗。

🏃 居家康复

- 家庭氧疗：每天保持15小时以上的吸氧时间，低流量吸氧1~2 L/分钟，保持血氧饱和度在90%以上。
- 有效咳痰：取坐位，用鼻吸气，做2~3次短促有力的咳嗽。
- 肺功能锻炼。
- （1）缩唇呼吸：用鼻吸气，缩唇做吹口哨样缓慢呼气。
- （2）腹式呼吸：吸气时，腹部慢慢鼓起。呼气时，腹部慢慢收缩。
- （3）呼吸操联合腹式呼吸、扩胸、缩唇呼吸、弯腰等动作。
- （4）吹气球、步行、慢跑、太极等运动。

👤 就　医

急诊就医：
- 咳大量脓痰，伴高热、寒战。
- 突发呼吸困难、窒息等表现。
- 咳大量粉红色泡沫痰或鲜红色血，伴胸痛、心慌等。

门诊就医：
- 反复咳嗽咳痰，伴有发热。
- 反复发作喘息、呼吸困难。
- 药效不如以前。

温馨提示

长期氧疗，低流量吸氧是关键；
每天坚持肺功能锻炼；
天气变化，避免受凉。

阻塞性睡眠呼吸暂停低通气综合征

阻塞性睡眠呼吸暂停低通气综合征（OSAHS）俗称鼾症或打呼噜，是指上呼吸道阻塞导致睡眠时反复出现呼吸暂停，鼻腔与口腔没有或低流量气流通过从而引起的一系列临床症状和体征改变。

观察要点

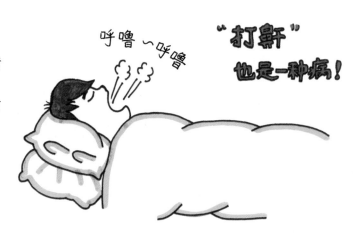

- 睡觉打鼾时有无呼吸暂停。
- 白天有无嗜睡，晨起有无头晕。
- 有无夜尿增多。
- 血压是否正常。

居家用药

- 目前尚无特效治疗用药。

居家饮食

- 饮食要规律，宜清淡，选择富含维生素和蛋白的食物，如新鲜蔬菜和水果、豆类、鱼类等。可以吃一点助睡眠的食物，如牛奶、香蕉等。

- 戒烟戒酒，忌食辛辣、油炸、油煎食物以及胆固醇高的食物，如动物内脏、蟹黄、虾、鱼子等。

♿ 居家日常

● 保持良好的睡姿，尽量采用侧卧位，枕头不宜过高，避免颈部扭曲，睡前避免服用镇静催眠药。
● 保持心情舒畅，保证充足的睡眠，适当运动，劳逸结合。
● 餐后用温水漱口，保持口腔清洁卫生，多饮水有助于清洁口咽部。
● 憋气严重者在医生指导下使用无创呼吸机辅助呼吸。

🤸 居家康复

● 坚持锻炼身体，控制体重。手术者术后1个月内避免剧烈运动，如举重、短跑等。
● 遵医嘱调节合适的呼吸机参数，每晚使用时间≥4小时。

🧑‍⚕️ 就　医

急诊就医：
● 术后在家出现咽部大口吐血，不要慌张，吐出口中血凝块，口含冰水，颈部敷冰袋可减轻出血，并在家人陪同下到医院就诊。
● 突发的呼吸困难、胸闷、面色出现苍白，口唇出现发绀。

门诊就医：
● 出院后7天复诊。
● 术后出现发热、咽喉疼痛，明显口臭，咽喉部有异物感。
● 睡眠时打鼾加重。

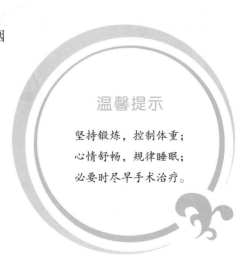

温馨提示

坚持锻炼，控制体重；
心情舒畅，规律睡眠；
必要时尽早手术治疗。

支气管扩张症

支气管扩张症是指由于急、慢性呼吸道感染和支气管阻塞后，造成支气管炎症，支气管壁结构被破坏，从而造成支气管持久性扩张。

观察要点

- 有无咳嗽咳痰情况，观察痰的颜色、量及性状。
- 有无咯血。
- 有无呼吸困难和血氧饱和度低于95%。
- 有无发热、乏力、食欲不振、消瘦、贫血等。

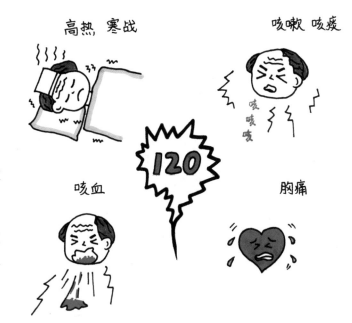

居家用药

- 肺部有炎症者应在医生指导下服用消炎药。
- 咳嗽咳痰明显者在医生指导下使用止咳化痰药物。

居家日常

- 避免受凉、预防感冒和减少刺激性气体吸入，外出建议戴口罩。
- 戒烟、避免烟雾和灰尘刺激，防止病情恶化。

☕ 居家饮食

少量多餐，在咳痰后、进食前后漱口，保持口腔清洁，促进食欲。

- 多食用高蛋白质、维生素丰富、高热量、富含纤维素的食物，如瘦肉、牛奶、蛋类、蔬菜、水果等。
- 少量咯血者宜吃少量温凉流质食物。

- 拒绝过冷、过热、生硬的食物，避免诱发或加重咯血。

🤸 居家康复

- 鼓励参加休闲的有氧运动，如游泳、慢跑、快走、骑自行车等，选择适合自己的锻炼方式，每天运动时长建议30～60分钟，循序渐进，劳逸结合。
- 有效咳痰：取坐位，用鼻吸气，做2～3次短促有力的咳嗽。
- 安全指导：在进行排痰治疗过程中，正确评估自身精神及身体状况，必要时家属陪同在身边，预防跌倒。

👤 就 医

急诊就医：
- 咳大量脓痰（痰如脓液一般），伴高热、畏寒寒战。
- 突发呼吸困难，痰中带有血丝或咳出大量鲜红色血痰。
- 剧烈咳嗽，痰液黏稠无法咳出。
- 出现剧烈胸痛，或胸痛突然加剧。

门诊就医：
- 反复咳嗽咳痰，且症状逐渐加重。
- 反复出现急促呼吸、呼吸费力、咳嗽、咳出大量黏稠痰液。
- 伴有短时间内体重下降、食欲减退。
- 药效不如以前。

温馨提示

注意保暖，避免感冒；
深呼吸，进行有效咳痰；
大量咯血时不要屏气，
放松，尽量将血全部咳出。

支气管哮喘

支气管哮喘是一种以慢性气道炎性、反复发作性、喘息性、气道高反应性为特点的气道疾病。主要表现为反复发作的胸闷气喘、呼吸困难、咳嗽咳痰等症状，经常在清晨或夜间突然发作或加重。大多数患者可自行缓解，或经治疗后缓解。

观察要点

- 有无胸闷、气急、呼吸困难的情况。
- 有无咳嗽咳痰、喘息的情况。

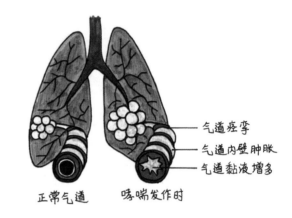

气道痉挛
气道内壁肿胀
气道黏液增多

正常气道　　哮喘发作时

居家用药

- 在医生指导下规范用药，并注意观察药物的疗效及不良反应。
- 应随身携带支气管解痉剂，哮喘发作时，立即原地休息并吸入药物。
- 使用吸入制剂后请及时充分漱口，避免药物残留造成咽喉部干燥、声音嘶哑、口咽部霉菌感染等副作用。

居家饮食

- 多食用富含维生素、纤维素，清淡且易消化的食物，如瘦肉、蛋类、蔬菜、水果等。

- 拒绝冷、硬、油炸食物及容易过敏的食物，如鱼类、虾、牛奶等，此类食物易诱发支气管哮喘。

🚶 居家日常

- 避免诱发哮喘的因素：如尘螨、花粉、动物毛屑，避免摆放花草及使用皮毛、羽绒制品，禁止养猫、犬等动物，在易过敏的季节需佩戴口罩。
- 气候变化时，注意保暖，避免着凉。
- 避免过度精神紧张，可适当参加娱乐活动，以缓解精神压力。
- 定期随访，让医生随时了解你的病情变化，及时调整治疗方案。

🤸 居家康复

- 参加有氧运动，如游泳、慢跑、快走、骑自行车等，选择适合自己的锻炼方式，每天运动时长建议30~60分钟，应循序渐进、劳逸结合。
- 有效排痰：取坐位，用鼻吸气，做2~3次短促有力的咳嗽。
- 安全指导：在进行排痰治疗过程中，正确评估自身精神及身体状况，必要时家属陪同在身边，预防跌倒。

🧑‍⚕️ 就 医

急诊就医：
- 严重呼吸困难，呈进行性加重，伴有嘴唇、脸色发紫发黑。
- 咳大量粉红色泡沫痰或病情变化（表情淡漠、反应迟钝或者烦躁不安、语无伦次、无目的地乱动、理解能力下降）、昏迷等。
- 有过敏史，进食疑似过敏食物后突然出现的严重气喘。

门诊就医：
- 反复咳嗽咳痰、呼吸急促，感觉气透不上来。
- 发热、乏力、胃口差等全身情况。
- 近期发作频繁且用药次数增多。

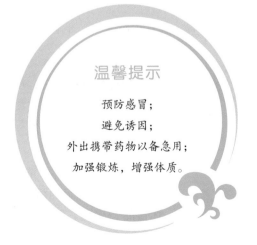

温馨提示

预防感冒；

避免诱因；

外出携带药物以备急用；

加强锻炼，增强体质。

三、神经系统疾病

脑梗死

脑梗死是因长期的高血压、糖尿病、高血脂、吸烟、饮酒等各种原因所引起的脑组织相应区域血流不畅或堵塞，导致局部脑组织缺血、缺氧而坏死，产生临床上对应的神经功能缺失表现。

🔍 观察要点

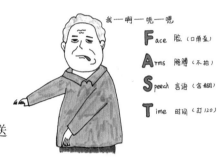

三步识中风，快打"120"：
- 看脸：脸不对称，口角歪斜。
- 查胳膊：双臂平举，单侧无力。
- 聆听语言：言语不清，表达困难。

　　有上述任何症状，立即拨打120，并立即送至有能力溶栓的医院。

🍶 居家用药

- 根据医生指导，坚持长期用药，不要私自停止用药或改变药量。
- 服用阿司匹林肠溶片或缓释片应整片吞服，不能掰开、嚼碎。
- 长期服用抗血小板聚集药物应关注有无牙龈出血、皮肤瘀斑、血尿、黑便等情况。
- 吞咽障碍的患者，可将药品研碎制成糊状，避免呛咳。
- 定期复查肝肾功能、血糖、血脂等。

☕ 居家饮食

少量多餐，宜食用高蛋白、低盐、低脂、低胆固醇、清淡易消化的食物。

- 多吃芹菜、洋葱、木耳等对血管有益的食物。
- 多摄入纯牛奶、豆浆、瘦肉、鱼类等高蛋白食物。
- 吞咽功能障碍者，进食泥状、稠厚的液体或软的黏的固体，如豆腐脑、蛋羹、酸奶、米糊等。

- 远离烟、酒、咖啡、浓茶等。
- 拒绝高脂、高胆固醇、高盐食物，如肥肉、动物内脏、蛋黄、油炸食品、火腿、腌制食品。

👤 居家日常

- 保持心情愉快，避免情绪激动，多听轻音乐，防止精神压力过大。
- 控制好血糖、血压、血脂，遵医嘱进行抗血小板治疗。
- 控制好体重，每天至少要有氧运动半小时如散步、骑自行车、游泳等。
- 预防跌倒：家属陪伴，防滑，起床及坐位起身时动作应缓慢。
- 预防压力性损伤（俗称褥疮）：每日观察受压部位皮肤的情况，经常翻身，并保持床铺平整、清洁、干燥、无渣屑。
- 预防误吸：吞咽障碍的患者进食后保持原体位30～60分钟，喂药时把药片研碎制成糊状，进餐时避免说话、大口喂食。

🤸 居家康复

- 四肢功能锻炼：鼓励患者参与日常活动，如穿衣服、刷牙等。患肢功能锻炼：如关节活动、站立、步行等。精细动作锻炼：如捡豆子、搭积木、画画以及下跳棋等。每天锻炼2～4次，每次10～30分钟。
- 言语功能锻炼：对语言交流困难的患者，先从简单的一个字、一个词语或短语开始，到日常用语、简单明了的对话，再逐渐增加难度。
- 吞咽功能锻炼：空咀嚼、鼓腮、吹气、左右伸舌、冰棉棒刺激峡部及软腭等。

🧑‍⚕️ 就　医

急诊就医：
- 突然出现肢体无力，行走困难，无法平衡或协调；抬起手臂时发现两侧力量明显不一样，或者有一侧举不起来了。
- 突然出现的视物困难，对着镜子做表情时发现口角歪斜。
- 说话含糊不清或者不能讲话。
- 吃东西时多次呛咳。

门诊就医：
- 血压、血糖、血脂控制不理想。
- 有牙龈出血、黑便、头晕等不适症状。

温馨提示

长期按时服药；

戒烟限酒；

控制好血压、血糖、血脂；

坚持功能锻炼；

出现或新发中风症状要争分夺秒就医。

17

帕金森病

帕金森病是神经系统变性疾病。临床上以静止性震颤（口唇、下巴、手、胳膊、小腿等部位不由自主地抖动）、运动迟缓（走路、转身动作较慢）、肌强直（肌肉僵硬）、姿势平衡障碍和记忆力减退等为主要特征。

观察要点

- 观察排便情况，有无便秘、排尿不畅。
- 观察头部、口唇、下巴、双手、小腿等部位不由自主抖动的严重程度。
- 关注患者情绪，有无焦虑、抑郁。

居家日常

- 选择宽松，用拉链、按扣或自粘胶的衣服，避免有扣子的衣服。
- 选择平底的防滑鞋，避免胶底鞋、拖鞋，容易绊倒自己。
- 选择带扶手的高度合适的椅子，床不宜太高或太低，可在床上安置固定的架子或悬带方便起卧，床头灯开关宜在顺手的地方。
- 便桶高度适宜，最好设置扶手。安放固定的高脚凳，方便坐着洗澡和穿脱衣服。
- 防止跌倒是首要，必要时使用助行器。
- 鼓励参加力所能及的文娱活动，如跳舞、唱歌、画画、打太极等。

居家饮食

均衡膳食，愉快进餐。

- 适量摄入富含优质蛋白的食物，如瘦肉、纯牛奶、豆类、鱼类等。
- 多吃谷类、蔬菜、水果，多饮水（每天至少摄入2000 mL水），以促进肠蠕动，预防便秘。

- 戒烟、限酒。
- 拒绝高脂、高胆固醇的食物，如动物内脏、鱼子、蛋黄、油炸食品。

居家用药

- 终身用药。中医（每天针灸）、西医，经颅磁刺激综合治疗，用药后要观察有无头痛、恶心、呕吐、低血压等药物不良反应。
- 严格按医生的指导下实行药物减量、停药、加药或维持剂量。
- 服药时间：

（1）美多芭、息宁、柯丹需空腹（饭前1小时）服用；避免在每次服药之前进食过多蛋白质。

（2）其他药物可饭后服用。

（3）金刚烷胺、咪多吡：晚餐的用药在下午6时前服用，以免影响睡眠。

居家康复

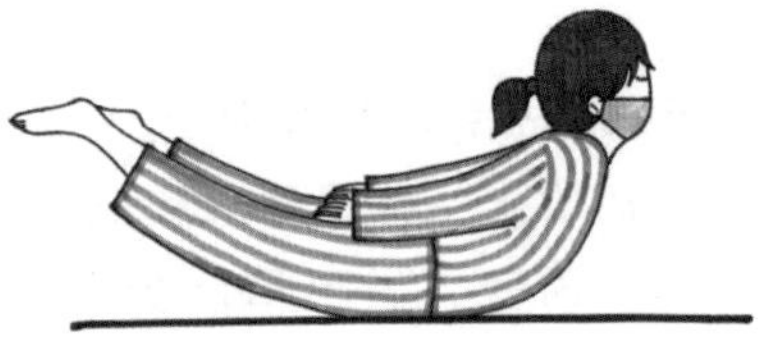

- 面部锻炼：皱眉、鼓腮、露齿、吹口哨、微笑、大笑、噘嘴。
- 头颈部锻炼：头颈上下运动、前后运动、转动等动作。
- 躯干锻炼：侧弯运动、转体运动。
- 手部和下肢锻炼：

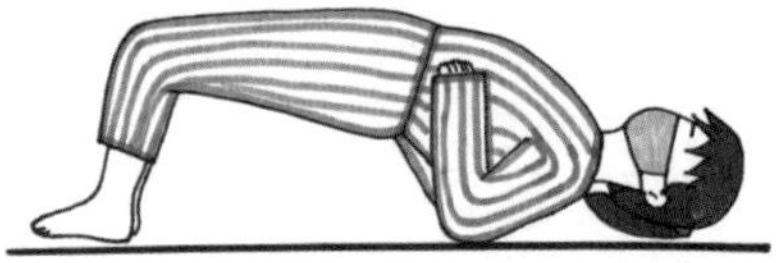

（1）手部锻炼：经常伸直掌指关节，展平手掌；将手心放在桌面上，手指接触桌面，练习手指分开和合并动作；练习握拳和伸指动作。

（2）下肢锻炼：两腿分开站立，双膝微屈，向下弯腰，双手尽量触地。

就　医

- 原有症状明显加重，如震颤、肌肉僵硬已影响到日常活动，突然丧失行动能力，影响行走等。
- 新出现其他症状，如便秘、记忆力下降、大小便失禁等。
- 调整药物后出现不良反应。

温馨提示

长期规范服药；

坚持锻炼，延缓关节僵硬；

安全第一，防范跌倒、烫伤。

阿尔茨海默病

阿尔茨海默病又称老年痴呆症，是一种持续性神经功能障碍，症状表现为逐渐严重的认知障碍（记忆力减退、学习障碍、注意力无法集中、空间感觉障碍、解决问题能力的障碍），逐渐不能适应社会。

观察要点

- 日常生活能力，如吃饭、洗漱、行走、穿脱衣物等能力有无下降或改变。
- 精神行为症状：有无出现反应差、容易生气、情绪低落、胡思乱想等现象。
- 认知功能：有无学习和记忆、语言、做事情能力、注意力、社会认知等异常。

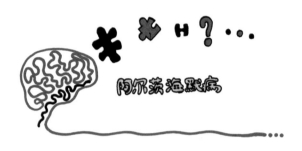

居家用药

- 根据医生指导，全面早期规范联合治疗。
- 按医嘱定时、定量服药。
- 当患者不能独自正确服药时，家属应合理保存药物及给药。

居家饮食

均衡膳食，愉快进餐。

- 多摄入蔬菜、水果及富含优质蛋白质的食物，如菠菜、西红柿、胡萝卜、蓝莓、橙子、鱼类、蛋类、奶制品、禽肉。

- 戒烟、限酒。
- 远离肥肉、奶油、蛋黄、猪脑、肥禽、油炸食物等高脂、高胆固醇的食物。

👤 居家日常

- 早睡早起，保证充足的睡眠，避免劳累，适当运动。
- 不要让患者单独外出，必须外出时佩戴定位手表或手环等。
- 可使用闹钟、便条等帮助改善记忆，出门时携带备忘录。
- 患者完全失去生活自理能力时，应协助患者进食、洗漱、穿衣等。如果后期患者无法正常进食或者拒绝进食的话，可留置胃管或鼻肠管，采取鼻饲的方式。
- 长期卧床者要预防皮肤破损，每2小时协助翻身1次，早晚擦洗，大小便应及时清理。帮助其活动身体，进行轻柔的运动锻炼。

🤸 居家康复

- 病情早期：多接触新事物，保持乐观情绪，鼓励患者积极参加社会活动，减缓社会功能衰退。
- 智力训练：多用脑、多读书看报、多听音乐广播、多玩益智游戏，和朋友聊天、打麻将、下棋等，可刺激智力和活跃神经细胞。
- 记忆力训练：通过患者过去的喜好，熟悉的事物等展开沟通，激发大脑的残存功能，以帮助其勾起对过去生活的回忆。
- 体育锻炼：坚持散步、打太极拳、做保健操或练气功等有氧运动，循序渐进，持之以恒。
- 病情后期：照护者应24小时陪护，防止走失、跌倒等意外发生。

👩‍⚕️ 就　医

- 原有症状明显加重，如记忆力、生活自理能力等下降明显。
- 消瘦、胃口不好、乏力明显、营养不良。
- 调整药物后出现不良反应。

温馨提示

生活规律，
鼓励参与社会活动；
加强陪护，
避免走失或发生意外。

癫 痫

癫痫俗称"羊角风"或"羊癫风",是大脑神经元突发性异常放电,导致短暂的大脑功能障碍的一种慢性疾病,并具有突然发作、反复和短暂发作的特点。

观察要点

- 有无癫痫发作症状,如神志不清、突发肢体抽动、面色口唇发绀、双眼凝视等情况。
- 发作时密切观察发作特征,如发作的诱发因素、发作时间、每次发作的持续时间及发作频次。
- 观察抽搐的部位,是局部还是全身,是否伴有意识丧失、两眼上翻、大小便失禁。
- 服药剂量、用法是否正确,用药后有无不良反应。
- 注意患者的情绪、心理情况。

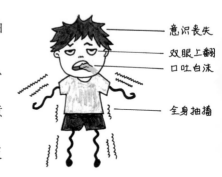

意识丧失
双眼上翻
口吐白沫
全身抽搐

居家用药

- 根据医生指导用药,不要私自停止、增加或者减少药量。
- 抗癫痫药物大部分不良反应比较轻微,刚开始服用或者服药剂量过大时,可能出现头晕、困倦、恶心呕吐,不必过度紧张,适当放松、多休息,随着服药时间延长症状会减轻。

- 药物的保存:药片需储存在干燥密封的瓶内,药片受潮后应丢弃,以免影响治疗效果。

居家饮食

高蛋白、高维生素、清淡易消化饮食。

- 多吃纯牛奶、豆浆、瘦肉、鱼类、蛋类等蛋白质含量丰富的食物。
- 多吃蔬菜、水果、粗粮。

- 戒烟限酒、忌暴饮暴食。
- 拒绝辣椒、大蒜等辛辣刺激性食物。
- 少喝或不喝浓茶、咖啡、奶茶等具有兴奋作用的饮料。

👤 居家日常

- 减少诱发癫痫发作的因素：如避免嘈杂的声音和突变的环境。
- 保证充足的睡眠：成人每天7~9小时，儿童8~10小时。
- 做好家中安全保障。

(1) 床尽量贴近地面，避免床的四周带有坚硬的边角，必要时地板上直接放置床垫。

(2) 将桌子及其他家具锐利的边角包裹起来，尽量选择带扶手的椅子。

(3) 房间里尽量用较厚的地毯、泡沫或塑胶地板覆盖坚硬的地面。

(4) 避免登上较高的椅子或梯子。

(5) 睡前取下义齿、眼镜等，床边不要放置电器、利器、暖水瓶等。

(6) 不要反锁房门，方便急救者顺利打开房门。

- 防止意外发生：外出要尽量有人陪行。不宜参加剧烈运动和重体力劳动，禁止从事高危职业，出门带足药品。
- 外出时要随身携带"癫痫救护卡"，写上患者的姓名、年龄、家庭住址、联系人电话等。
- 癫痫发作时，立即让患者平卧，解开衣领，头偏向一侧，保持呼吸道通畅，立即送往医院救治。

🤸 居家康复

- 家人陪伴下坚持有氧运动，如慢跑、打太极等。
- 禁止单独游泳、骑自行车、登高等活动。
- 避免情绪波动，减轻心理负担。

👩‍⚕️ 就　医

急诊就医：

- 抽搐次数较之前增多、抽搐时间较上次延长或者持续发作不缓解。
- 抽搐发作时意识丧失、口吐白沫、牙关紧闭、大小便失禁。

门诊就医：

- 出现抽搐反复发作，药物不能控制，服药后患者常常嗜睡，不容易叫醒等应及时来院。
- 定期来医院复查，遵医嘱予抽血化验、脑电图检查等。

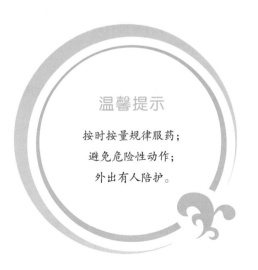

温馨提示

按时按量规律服药；

避免危险性动作；

外出有人陪护。

颅内动脉瘤

颅内动脉瘤不是肿瘤，而是一种颅内动脉血管壁的异常膨出，如同颅内的一颗"定时炸弹"，一旦破裂出血，死亡率及病残率高。

观察要点

- 患者对答是否正确、反应是否灵敏，有无剧烈头痛、头晕、恶心呕吐，有无视力、四肢活动能力下降的情况。
- 术后穿刺部位如有瘀青等皮下出血的患者，居家观察瘀青消退情况，穿刺点有无发红等。
- 有高血压病史的需监测血压。

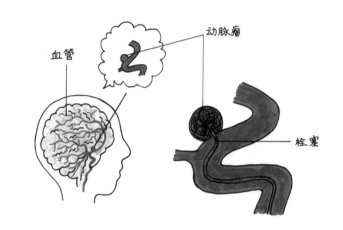

居家用药

- 听从医生指导长期用药，切勿擅自增加或者减少药量。
- 正确使用降压药物、抗凝血药物、抗癫痫药物、扩血管药物。
- 使用降压药物需每日监测血压情况，血压下降后不可马上停药，应减到维持量并长期坚持服药。
- 抗凝药物，如阿司匹林肠溶片、氯吡格雷片（波立维），每日服用，服用3个月以上，不可随意减量或停药，如出现鼻出血、皮下瘀斑的患者应及时就诊。

居家日常

- 规律作息，保障充足的睡眠。
- 养成良好生活习惯，戒烟戒酒，避免情绪激动增加复发及破裂风险。
- 颅内动脉瘤经过治疗存在复发及破裂出血的风险，患者存在心理负担，家人应多多陪伴，给予支持与鼓励。

☕ 居家饮食

均衡膳食，多吃高蛋白、低盐、低脂、低胆固醇、清淡易消化的食物。

- 低盐饮食：每日钠盐摄入量约5 g，避免进食腌肉、咸菜等。
- 优质蛋白摄入：如蛋、奶、肉、鱼等。
- 优质油脂摄入：摄取植物油。

- 远离烟、酒、辛辣、生冷刺激的食物及兴奋性饮料（如浓茶、咖啡等）。
- 忌暴饮暴食。

⚕ 居家康复

- 避免剧烈运动，以免引起血压突然升高而造成动脉血管破裂。
- 适当进行舒缓的有氧运动，如散步、瑜伽、太极等，运动时间不宜过久。
- 避免从事重体力劳动。

👤 就　医

急诊就医：
- 突然发生剧烈头痛、恶心呕吐、失语、四肢活动障碍。
- 突然发生四肢抽搐、口吐白沫、双眼上翻等癫痫发作的症状。

门诊就医：
- 定期复查。动脉瘤介入术后3个月需要首次复查。
- 原有眼睑下垂、瞳孔散大、眼球活动障碍等症状加重。

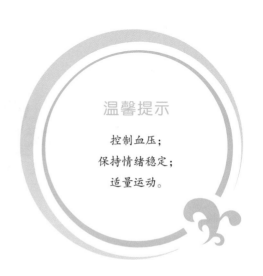

温馨提示

控制血压；
保持情绪稳定；
适量运动。

四、消化系统疾病

食管肿瘤

食管肿瘤是常见消化道肿瘤之一，手术治疗是食管肿瘤的最主要治疗方法，术后仍需要一段时间恢复，回家后的目标是吃得进、吞得下，保证营养摄入，恢复正常的健康的身体。

观察要点

- 进食后有无返酸、吞咽不畅、恶心呕吐、胸骨后不舒服的感觉。
- 观察体重变化，如果短时间内体重下降明显，请及时就医。
- 有无咳嗽咳痰、胸闷气闭、发热等情况。
- 手术后腹部创口引流管是否固定良好，引流管周围有无液体渗出，敷贴有无脱落。

居家用药

- 听从医生指导服药，口服莫沙必利需餐前半小时，止痛药餐后口服，以减轻胃肠道反应。

居家康复

- 每日适当有氧活动，如散步、打太极等。注意活动量、强度需逐渐增加。
- 手术后两周内每日锻炼手术侧手臂。术后一个月内每日进行深呼吸锻炼，运用呼吸训练仪锻炼肺功能，预防肺部感染。

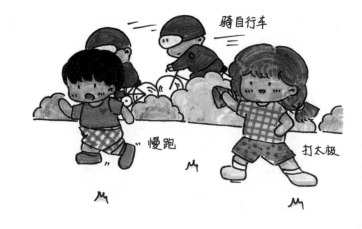

骑自行车

慢跑

打太极

🍵 居家饮食

饮食关键是保证充足的营养摄入。

- 增加蛋白质、维生素的摄入，多吃蛋类、牛奶、肉类、新鲜水果及蔬菜等。
- 循序渐进增加食物，从粥、面条逐渐到较软的饭，细嚼慢咽。
- 少量多餐，每日进食4~6餐。
- 食物不能过烫，宜进食温热食物。

- 远离辛辣、油炸等刺激性、粗硬的食物。
- 戒烟限酒。
- 拒绝腌制食物。
- 进食后忌立即平卧（尽可能2小时以上），睡前2小时忌进食。

🚶 居家日常

- 保持心情舒畅，避免劳累，保证睡眠充足，睡觉时尽量将头垫高。
- 预防感冒，尽量少去商场、菜场、影院等人群聚集的地方，保持室内空气流通。
- 手术后需保持创口敷料干洁，如有渗出应及时换药。
- 沐浴需在创口拆线、结痂脱落后再进行。

👤 就　医

急诊就医：
- 胸闷、咳嗽咳痰多，伴发热、畏寒、发抖。
- 粥或面条吞不下去的情况。
- 腹部疼痛。
- 手术后患者创口大量渗液。

门诊就医：
- 进食困难，胃口差，进食量少。
- 短期内体重下降明显。

温馨提示

合理选择食物，
少量多餐，营养均衡；
加强呼吸功能锻炼；
放松心情，保证睡眠。

胃　癌

胃癌是起源于胃黏膜上皮的恶性肿瘤，是我国最常见的恶性肿瘤之一。

观察要点

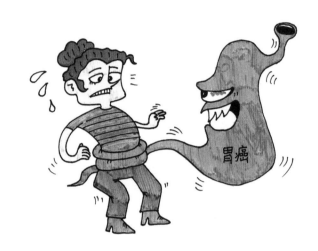

- 有无恶心、呕吐、返酸、腹痛、腹胀等情况。
- 有无体重下降、食欲减退、全身水肿等情况。
- 有无便秘、腹泻、解黑便等情况。
- 术后患者有无切口红肿、疼痛、裂开等情况。
- 化疗后患者有无手足麻木、口腔溃疡、皮肤皲裂等情况。

居家用药

- 根据医生指导，规范用药，不要自行增加或者减少药量。
- 正确规律口服化疗药物，服药期间可能出现食欲缺乏、恶心、呕吐、腹泻、白细胞减少、皮肤颜色变黑、皮疹等，请及时就医。

居家日常

- 保持良好心态。
- （1）多鼓励，多一些包容，认真倾听、用心陪伴、有效沟通、正向引导。
- （2）听音乐有舒缓情绪、放松肌肉的效果。
- 安全指导。鼓励康复运动，评估自身精神及身体状况，循序渐进，必要时家属陪同。

☕ 居家饮食

选择易消化、营养全面且均衡的流质或半流质食物。保证高质量蛋白、适量脂肪、一定比例的淀粉类食物的摄入。手术后进食应遵循少量多餐、循序渐进的原则。

- 饮食宜清淡，多食用高蛋白、高维生素、适量脂肪、易消化的食物，如牛奶、蛋类、鱼类、豆制品等，荤素、粗细、红白肉要合理搭配。
- 流质食物：肠内营养液、米汤、牛奶、豆浆、蛋花汤、鸡汤、鱼汤、肉汤、猪肝汤、果蔬汁等。
- 半流质食物：粥类、馄饨、面条、蒸蛋羹、菜泥、米糊、果泥等。
- 软食是指：面包、馒头等。

- 远离辛辣刺激饮食，如咖啡、浓茶、烟酒等。
- 忌不易消化的食物，如糯米饭、糖糕、年糕、粽子、粗粉干、笋、芹菜等。
- 少吃易产气食物，如洋葱、豆类、大蒜、山芋等。

☝ 居家康复

- 在能力范围内多进行有氧运动，包括慢走、游泳、打太极拳、瑜伽等；量以不感到劳累为宜，过多地消耗体力不利于康复。

☺ 就　医

急诊就医：
- 剧烈腹胀、腹痛。
- 突发呕血、解大量黑便、头晕。

门诊就医：
定期检查肝功能、血常规等。
- 反复腹胀、隐痛。
- 胃口差、短期内体重下降明显。
- 发热、口腔溃疡，锁骨上摸到肿块等。

温馨提示

调理饮食，少量多餐；

戒烟限酒；

适当锻炼，精神舒畅。

胃溃疡

胃溃疡的发病原理比较复杂，研究表明，可能与胃酸分泌过多、幽门螺杆菌感染、胃黏膜保护作用减弱等因素有关，是胃局部黏膜损害因素和黏膜保护因素之间失去平衡所致。

观察要点

- 腹部疼痛情况，包括疼痛性质、程度、部位、持续时间。
- 有无恶心、呕吐、泛酸、嗳气等消化不良的症状。
- 排便情况，如大便的颜色、次数，注意有无呕血、解黑便等情况。
- 有无短期内体重下降、营养不良等情况。

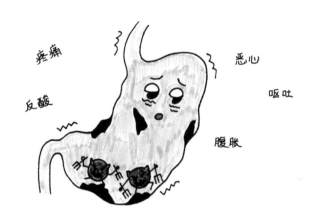

居家日常

- 养成定时就餐的饮食习惯。
- 定期消毒餐具，使用公筷公勺。
- 不与他人共用牙刷、毛巾、杯子等直接接触的物品。
- 饭前及便后勤洗手。
- 饮用清洁、干净的水源；生瓜果、蔬菜等应清洗干净后食用。

居家用药

- 听从医生指导正确用药，如抗酸药须在进餐后1小时及睡前服用，不能与牛奶同时服用；多潘立酮等应在进餐前1小时及睡前1小时服用。
- 服用非甾体抗炎药如阿司匹林、布洛芬、吲哚美辛等，观察有无腹痛、出血等情况，听从医生指导定期复查血常规。
- 不可自行增加或者减少药量。

居家饮食

- 按时就餐，少量多餐，每天5~6餐、细嚼慢咽，不宜过饱。
- 饮食以清淡、富有营养、易消化的食物为主，主食推荐米粥、面条、软饭等。

- 少吃粗糙、冰冷、过热、油腻和刺激性食物，如油炸食物、浓茶、咖啡等。可喝适量的脱脂牛奶，但不能多饮。

居家康复

- 保持心情愉悦，保持情绪稳定，释放工作生活压力。
- 规律作息，少熬夜。
- 加强适度的运动锻炼，提高机体抗病能力，减少疾病的复发，促进身心健康。

就 医

急诊就医：
- 剧烈腹痛、有时可向背部及两侧上腹部放射。
- 频繁呕吐宿食。
- 大量呕血或解黑便。

门诊就医：
- 上腹痛、恶心、呕吐、泛酸、嗳气。
- 食欲不振、短期内体重减轻。
- 药效不如以前。

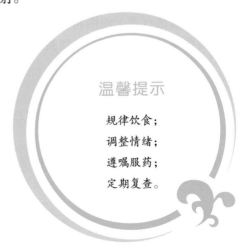

温馨提示

规律饮食；

调整情绪；

遵嘱服药；

定期复查。

慢性胰腺炎

慢性胰腺炎是指由于各种不同原因引起胰腺组织和功能的损害，临床表现为反复发作的上腹部疼痛，主要病因是胆道疾病、慢性酒精中毒。

观察要点

- 恶心、呕吐情况。
- 皮肤是否变黄或黄疸加重情况。
- 腹痛、腹胀情况，消化不良、大便不成形。
- 近期有无厌油腻、暴饮暴食、饮酒情况。
- 血糖升高伴有糖尿病症状。

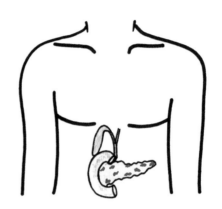

居家用药

- 听从医生指导用药。
- 如有高脂血症者，使用降血脂药物控制血脂水平。
- 合并糖尿病者，使用降糖药物控制血糖。
- 如有胆囊结石者，使用利胆药物。
- 可遵医嘱补充胰酶制剂，如胰酶肠溶胶囊，口服胰酶制剂应与食物同进。

居家日常

- 保持生活规律及良好的行为习惯，合理饮食，积极预防和治疗胆道疾病。
- 保持个人情绪平和稳定，积极参与社会活动，与家人多沟通、交流。

居家饮食

- 以清淡易消化、低脂肪食物为主，少吃多餐，限制糖的摄入。
- 宜吃谷类及瘦猪肉、牛肉、禽类、鱼类、虾类和豆制品，富含维生素C的蔬菜、水果等。

- 戒烟戒酒，忌暴饮暴食。大量饮酒和暴饮暴食均可致胰液分泌增加，诱发胰腺炎。
- 避免刺激性强、油腻和高蛋白等食物，如肥猪肉、羊肉、油炸食物等。

居家康复

- 坚持进行体育运动，将体重控制在正常范围内，运动强度及运动量应视身体情况逐渐增加，多进行有氧运动，如慢跑、游泳、骑自行车等。

就 医

急诊就医：
- 恶心呕吐频繁，剧烈腹痛、腹胀。
- 高热伴畏寒寒战。
- 神志不清甚至昏迷。

门诊就医：
- 反复腹痛或持续腹痛。
- 进食后上腹部不适。
- 血糖、血脂控制不理想。
- 腹胀伴肛门排气、排便停止。

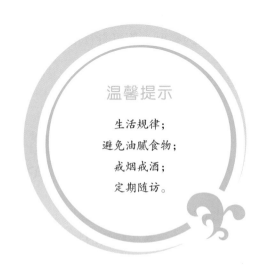

温馨提示

生活规律；
避免油腻食物；
戒烟戒酒；
定期随访。

炎症性肠病

炎症性肠病（IBD）是一类多病因引起、免疫功能异常的慢性肠道炎症，有终生复发倾向。溃疡性结肠炎（UC）和克罗恩病（CD）是其主要疾病类型。

观察要点

- 注意腹痛的部位、持续时间、程度以及便后有无缓解。
- 有无腹泻或便秘，粪便有无黏液、脓血。
- 出现发热，特别是高热，警惕可能发生炎症或出现其他异常情况。
- 有无口腔溃疡、外周关节炎等。
- 进食情况、体重，有无消瘦、贫血症状。
- 患者精神状态。

居家用药

- 坚持治疗，不要随意更换药物或停药，并注意药物不良反应。
- 正确使用各种塞肛的栓剂：塞肛前先排便并清洗肛周，佩戴手套，保证将整个栓剂塞入。
- 正确使用各种灌肠液。
（1）给药姿势：左侧卧位，左腿伸直，右膝盖弯曲。
（2）给药时间：睡前排便后给药。
（3）给药方法：灌药器顶部应深插入直肠中，缓慢挤压瓶身，灌药后，保持躺姿30分钟以上，保留时间越长效果越好。
- 使用激素药物时，不可自行增减药物，病情好转后根据医生指导逐渐减量至停药。
- 可适当补充益生菌。

居家康复

- 保持心情愉悦，加强适度的运动锻炼，每天适当进行体育锻炼，比如慢跑、散步等，提高机体抗病能力，减少疾病的复发，促进身心健康。

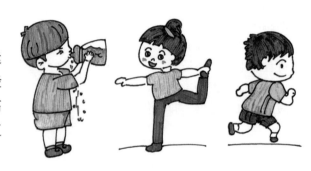

居家饮食

- 饮食易消化、少纤维素、质软、高热量、少油。
- 少食多餐，多食用肉末、蒸蛋羹、菜汁、果汁等。
- 多喝水，避免因腹泻造成机体脱水、肾结石。

- 症状严重者不建议食用牛奶和乳制品。
- 忌海鲜、易产气及油腻食物，如虾蟹、红薯、肥肉等。
- 少吃冷饮、水果、多纤维蔬菜及其他刺激性食物。
- 戒烟戒酒。

居家日常

- 生活习惯。
（1）注重饮食卫生，避免肠道感染诱发或加重疾病。
（2）保持良好的生活习惯，戒烟戒酒，避免熬夜，保证充足的睡眠。
- 避免压力与不良情绪。
（1）保持心情愉快，参与群体活动，学会自我的心理调适，减少压力，出现不良症状积极寻找专科医生诊治。
（2）加入炎症性肠病病友群，交流生活、用药、治疗经验，增加战胜疾病的信心。

就 医

急诊就医：
- 腹痛持续且剧烈。
- 一天内腹泻10余次，大量脓血或血水样便。

门诊就医：
- 发热、乏力。
- 贫血、体重下降、食欲减退。
- 腹泻，粪便中带黏液、脓血。
- 定期检查肠镜、血化验。
- 药效不如以前。

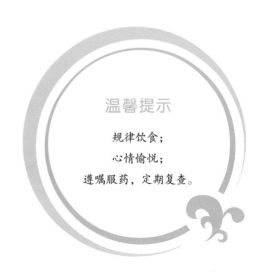

温馨提示

规律饮食；

心情愉悦；

遵嘱服药，定期复查。

慢性乙型病毒性肝炎

慢性乙型病毒性肝炎（简称慢乙肝）是指乙型肝炎病毒检测出阳性，病程超过半年或发病日期不明确伴有慢性肝炎表现的人员。该病由乙型肝炎病毒（HBV）感染引起，是以肝脏损害为主的全身性传染病。传播途径以母婴、血液、体液及性传播为主。

观察要点

- 是否有恶心、呕吐、反胃、怕油腻食物、不想进食等情况。
- 是否有全身没力气等症状。
- 是否有皮肤巩膜变黄，皮肤瘙痒及出血点。
- 是否有尿量比往常变少、颜色变黄甚至变成浓茶样颜色等情况。
- 是否有腹胀、腹泻等情况。

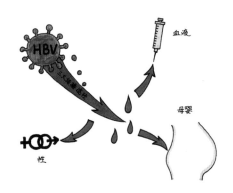

居家用药

- 根据医生指导，坚持长期用药，不要自己增加或者减少药量。使用其他护肝药物前，需咨询医生。
- 正确区分抗病毒药物，如恩替卡韦、替诺福韦等。

居家饮食

- 选择清淡、易消化、有营养、新鲜的食物。
- 选择优质白蛋白食物：蛋类、豆制品、鱼类、禽类或虾类。

- 少吃猪油、动物内脏等脂肪高、难消化的食物。
- 远离辛辣、生冷等刺激性食物。
- 忌暴饮暴食。
- 戒烟戒酒。

居家日常

- 充足的休息，避免过度劳累、熬夜通宵。
- 保持乐观平和的心态，避免紧张、烦躁、容易生气等情绪波动。
- 养成良好的生活习惯，养肝牢记"九不"准：不喝酒、不吸烟、不乱发脾气、不过度劳累、不焦虑、不悲观、不乱用药、不晚睡、不乱投医。
- 做好个人卫生。
- (1) 乙肝病毒主要通过母婴传播，与感染者性交、与吸毒者共用针头，用带有病毒的针文身、针刺治疗等方式传播。
- (2) 注意个人卫生，避免接触患者的血液、体液。
- 接种疫苗。

  出生后24小时内（医院注射）、1个月、6个月需到社区卫生中心注射乙肝疫苗来预防。

居家康复

- 选择合适的运动锻炼，以不累为宜，如散步、游泳等。
- 定期检查，随访观察。

就　医

急诊就医：
- 出现神志、行为改变。
- 突然腹部疼痛；呕吐出暗红色或者鲜红色胃内食物；排便次数增多，大便颜色变黑或暗红色。

门诊就医：
- 全身没力气症状加重，活动时感觉胸闷。
- 胃口变差，夜间睡眠质量差。
- 全身皮肤干燥，嘴巴干燥，皮肤巩膜变黄、小便颜色变黄及量减少。
- 出现腹胀、腹痛、下肢水肿、畏寒发热等情况。

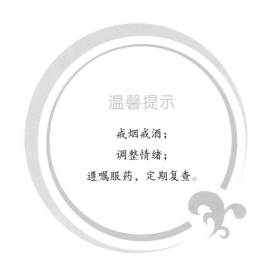

温馨提示

戒烟戒酒；
调整情绪；
遵嘱服药，定期复查。

肝硬化

肝硬化是一种慢性进行性弥漫性肝病，疾病早期症状不明显，后期主要表现为肝功能受损和门静脉高压，累及多系统，疾病发展到晚期可出现消化道出血、肝性脑病、腹水等严重并发症。

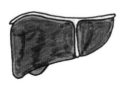 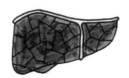

正常肝　　　　　　　　肝硬化

观察要点

- 神志、言行举止有无改变。
- 是否自我感觉乏力。
- 有无恶心、吐出暗红色或者鲜红色胃内食物。
- 有无腹胀、腹痛，大便、小便颜色改变。
- 有无尿量减少，身体水肿加重。
- 皮肤巩膜有无变黄，皮肤瘙痒及出血点。

居家用药

- 在医生指导下用药，不可自行随意用药，药物变更需征得医师同意，以免因药物使用不当加重肝脏负担和肝功能损害。
- 肝炎后肝硬化需长期口服抗病毒药物，服用该药物时定时定量。

居家日常

- 良好的生活习惯，注意个人和饮食卫生，保证充足的休息，避免劳累。
- 保持大便通畅，防止便秘。长期便秘者，在医生指导下口服乳果糖或益生菌等药物。
- 每天测量腹围，定时测量体重。
- 皮肤出现干燥、水肿、瘙痒，避免用手抓挠，易发生皮肤损伤和继发感染，沐浴时注意避免水温过高，禁用有刺激性的皂类和沐浴液。
- 保持心情愉悦，注意有无性格改变、行为异常。

居家饮食

规律进食，均衡营养，避免诱发消化道出血。

- 进食丰富维生素、低脂肪及易消化的食物，多食蔬菜水果。
- 优质蛋白质的摄入，如豆制品、鸡蛋、牛奶、鱼、鸡肉、猪瘦肉。应注意的是，当血氨升高时，应以植物蛋白摄入为主。

- 切勿暴饮暴食，少吃刺激性及植物纤维素多、油炸、坚硬的食物，以免诱发消化道大出血。
- 限制钠和水：有腹水、水肿者，少盐饮食，忌食咸肉、酱油、腌制品等含钠高的食物，每天饮水量控制在 1000 mL 以内。
- 戒烟戒酒，以免加重肝脏负担，造成肝硬化加重。

居家康复

- 注意休息，避免劳累，避免重体力劳动及高强度体育运动。
- 代偿期的患者可以从事轻体力劳动，失代偿期的患者应该多卧床休息。
- 肝硬化伴有食管胃底静脉曲张患者，严禁负重，避免剧烈咳嗽、用力排便等增加腹内压的动作，防止食管胃底曲张静脉破裂出血。

就 医

急诊就医：
- 出现性格、行为、神志改变。
- 呕吐出暗红色或者鲜红色胃内食物。
- 腹部突然出现剧痛、大便次数变多、颜色变黑或暗红色等。

门诊就医：
- 持续或反复头晕乏力，且症状逐渐加重。
- 发热、畏寒。
- 体重明显增加，尿量变少，全身水肿，腹部增大。

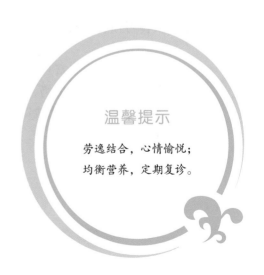

温馨提示

劳逸结合，心情愉悦；
均衡营养，定期复诊。

肝 癌

原发性肝癌指原发于肝细胞或肝内胆管细胞的癌肿，发生与病毒性肝炎、肝硬化、黄曲霉毒素、化学致癌剂接触、饮用水污染、遗传等多种因素的综合作用有关。

观察要点

- 观察神志、言行举止的改变。
- 是否乏力、体重下降。
- 是否有食欲减退、腹痛、腹胀及腹泻。
- 是否有想吐或吐出暗红色或鲜红色胃内食物。
- 是否有皮肤巩膜变黄，皮肤瘙痒及出血点。
- 是否有身体水肿，尿量减少。

居家用药

- 不要盲目服用保肝药物及其他药物，加用药物需征得医师同意。
- 有慢性乙型病毒性肝炎的患者需要长期服用抗病毒药物，做到按时按量服药。
- 晚期肝癌有疼痛的患者，要规律服用止痛药，不能自行改变服药的次数和药量。
- 服用止痛药有可能会引起大便干结难解，多天未解大便者，可在医生指导下使用药物治疗。

居家饮食

养成良好的饮食习惯，合理饮食，加强营养。

- 做到食物种类丰富且容易消化，少量多餐。
- 补充蛋白质，如牛奶、酸奶、鸡、鸭、鱼等。
- 有腹水者，注意低盐饮食，烹煮食物时尽量少放调料，如酱油、生抽。

- 一定不能吃霉变、腌制食品和烧烤等食物。
- 忌暴饮暴食。

🚶 居家日常

- 戒烟酒，改变不良生活习惯，保持大便通畅。
- 保持生活规律，进行适当的体育锻炼。
- 避免剧烈咳嗽、用力排便等增加腹压的动作。
- 保持良好的心态，鼓励家属陪伴，树立治疗信心。

🧘 居家康复

- 注意休息，避免劳累。不进行重体力劳动及高强度体育运动，严禁负重。

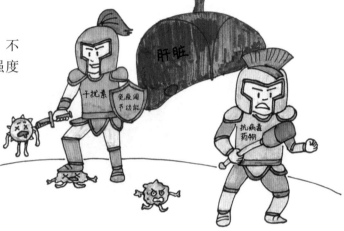

🧍 就 医

急诊就医：
- 腹部突然出现剧痛、大便次数变多、颜色变黑或暗红色，突然想吐、吐出暗红色或者鲜红色胃内食物。
- 意识、行为有改变，白天睡觉，晚上很清醒，胡言乱语。

门诊就医：
- 皮肤巩膜变黄。
- 小便颜色变黄且减少，四肢及全身水肿。
- 出现腹胀、腹痛。短期内体重下降、胃口变差。
- 出现其他部位疼痛，服止痛药后，疼痛程度未改善。

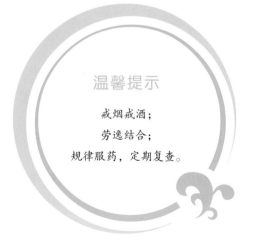

温馨提示

戒烟戒酒；
劳逸结合；
规律服药，定期复查。

41

胆囊结石

胆囊结石是指发生在胆囊内的结石所引起的疾病，是一种常见病和多发病。主要原因跟饮食、肥胖、高血脂、肝硬化和糖尿病等有关。

观察要点

- 是否有恶心呕吐、腹痛、腹泻症状。
- 是否有发热、厌油腻食物、不想进食、皮肤巩膜变黄、皮肤瘙痒、尿色变黄等症状。

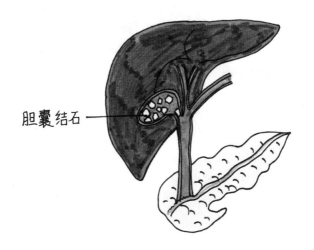

胆囊结石

居家用药

- 根据医生医嘱规律服药，不要自行增加或者减少药量。
- 在医生指导下，可服用消炎利胆、调节肠道功能等药物。
- 若腹泻症状明显时，在医生指导下可口服止泻药物减轻症状，如思密达、易蒙停等。

居家日常

- 肥胖和偏食是患结石的主要因素，适当锻炼、科学减肥。
- 吸烟酗酒会加重肝脏的负担，戒烟酒。
- 保持良好生活作息，不熬夜，保持心态平和。

居家饮食

规律均衡饮食，少量多餐。

- 进食低脂、低胆固醇、高蛋白、富含维生素、纤维素的食物。多吃新鲜蔬菜水果。
- 饮食以清淡为主，规律用餐，适当减轻消化系统的负担。

- 忌食辛辣刺激性食物，不饮酒，少用调味品，减少对胆道的不良刺激。
- 减少脂肪类、胆固醇高的食物摄入，如肥肉、动物内脏、蛋黄、油炸、烧烤。
- 少吃草酸含量高的食物，如扁豆、巧克力、菠菜等。

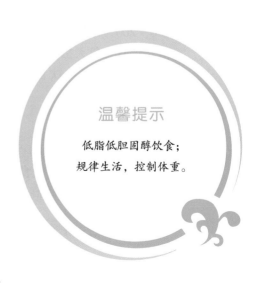

居家康复

- 避免重体力劳动及过度劳累，注意休息。做力所能及的工作和适当运动，以不疲劳为宜。

就 医

急诊就医：
- 腹痛剧烈伴高热。

门诊就医：
- 恶心、呕吐，食欲下降。
- 厌油腻饮食、皮肤巩膜黄染、皮肤瘙痒、尿色变黄等症状。

温馨提示

低脂低胆固醇饮食；
规律生活，控制体重。

居家腹膜透析

居家腹膜透析是向腹腔内灌入透析液，同时将废液排出体外，以纠正电解质和酸碱失衡，清除体内代谢产物、滤出过多水分的肾脏替代疗法。

观察要点

- 有无体重增加、尿量明显减少及下肢水肿。
- 超水量有无明显减少，腹透水是否澄清透明。
- 血压是否有较往常升高。
- 有无腹痛、恶心及呕吐情况。

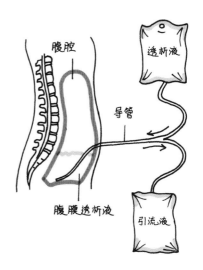

腹腔

透析液

导管

腹膜透析液

引流液

居家用药

- 在医生指导下坚持长期用药，不要擅自增加或者减少药量。
- 在医生指导下正确使用不同浓度的腹透液。

居家饮食

食物品种多样化，营养充足，需低盐、低脂、优质蛋白、低磷饮食。

- 全天主食的摄入量控制在250 g左右。多吃动物蛋白，每日摄入量为150～200 g，如蛋类、奶类、鱼类、肉类食物。
- 低盐饮食：每天摄入的食盐量小于3 g。
- 控制液体平衡：饮食中水分摄入量为前一日尿量＋腹透滤出量＋500 mL。

- 少吃含钾高的食物：如香蕉、橘子、杨梅、果汁、红薯、土豆等，不喝各种菜汤、肉汤，禁食杨桃。
- 拒绝高磷食物：含磷高的食物有蛋黄、动物内脏、豆类、坚果类、干菜、茶叶类等。
- 远离野味、隔夜饭菜、大排档等。

🚶 居家日常

- 有一个良好的换液环境。
（1）换液场所需每日紫外线空气消毒1～2次，每次照射时间不少于40分钟。
（2）换液时关闭门窗，避免灰尘飞扬。
（3）透析前检查透析液有效期、有无漏液、有无杂质。
- 养成良好的个人卫生习惯。
（1）换液操作前规范六步洗手。
（2）每天或经常用淋浴方式洗澡，避免盆浴，每天更换内衣。
- 腹膜透析用皮下隧道、出口处护理。
（1）每天检查导管出口处皮肤有无疼痛，导管出口处有无红、肿、热、痛、液体渗出等。
（2）洗澡完毕需消毒出口处，平常每天1次，6个月内要用纱布覆盖出口。
- 每天做好观察和记录：记录体重、血压、尿量、腹透液排出水量。
- 避免用力排便、受凉、感染等。

🤸 居家康复

- 坚持一周3～4次有氧运动，比如散步30分钟，骑车15分钟等。禁止游泳，避免剧烈运动，如提重物、举重、马拉松、篮球、足球等。

🧑‍⚕️ 就　医

急诊就医：
- 腹透导管接头松脱、污染。腹透管有破裂、渗漏，透析液浑浊，腹透液放出不畅时。
- 发热、腹痛、解血便。
- 突发呼吸费力、气促，咳粉红色泡沫痰，心慌。
- 出现剧烈胸痛、神志不清、抽搐。

门诊就医：
- 服降压药后血压仍高于170/100 mmHg。
- 双下肢水肿较前明显，一周内体重增加1 kg以上。
- 出口处红肿、有脓性分泌物。
- 恶心、呕吐、便秘、食欲减退、乏力明显、头晕不适、四肢麻木不适。

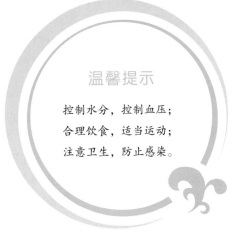

温馨提示

控制水分，控制血压；
合理饮食，适当运动；
注意卫生，防止感染。

血液透析

血液透析是急慢性肾功能衰竭患者肾脏替代治疗方式之一。血液透析是将体内的血液引流至体外，通过血透机器清除体内过多水分及代谢产物，并将经过净化的血液再回输体内的过程。

🔍 观察要点

- 有无胸闷气闭、下肢水肿，记录24小时尿量，注意尿量有无减少。
- 监测体重，透析间期体重的增长不超过干体重的5%。
- 有无血压升高或低于日常血压的情况。
- 透析导管、内瘘情况。

💊 居家用药

- 在医生指导下合理用药，如降压药、降糖药、补血药、调节营养药等。
- 避免使用肾毒性的药物，特别是中草药含钾高，使用前务必咨询医生。

🚶 居家日常

- 血透导管日常维护。
（1）每天检查透析导管，皮下隧道有无疼痛，导管出口是否有红、肿、热、痛、液体渗出等异常情况。
（2）确保导管口隧道处清洁干燥，避免流水及汗液浸湿，淋浴时避免淋湿导管外纱布。
- 动静脉内瘘的自我维护。
（1）内瘘侧衣服袖口不宜过紧，避免向内瘘侧侧卧，避免提取5 kg以上的重物。
（2）每天触摸内瘘肢体，正常时有明显的沙沙声或振动感，表示为通畅。
（3）切记不能污染或者浸湿内瘘穿刺点。

🏃 居家康复

- 坚持一周3~4次有氧运动，比如散步30分钟，骑车15分钟等，避免剧烈运动。
- 内瘘锻炼方法。
（1）促使内瘘尽快"成熟"，术后1周术侧手每天捏握皮球5次，每次3~5分钟。
（2）术后2周术侧手做握拳或握球锻炼，每次1~2分钟，每天进行10~20次。
（3）年老体弱或血管条件差者，需在家属的帮助下做手臂运动，加压患者上臂约5~10秒后放松，如此反复锻炼约15分钟，每天3~4次，促进血管充盈。

- 蛋白质的摄入。
（1）未透析之前，宜优质低蛋白饮食，适量进食如鲜奶、河鱼、蛋、肉等。
（2）透析后，因蛋白质丢失10～30 g，故要增加优质蛋白质的摄入，如蛋清、瘦肉、家禽、鱼等。如鸡蛋清每天2～5个，新鲜瘦肉每天50～150 g。
- 控制水分摄入。
（1）每日水的摄入总量（包括食物中的水分）为前一日尿量加500 mL。
（2）每天体重增加最好在1 kg内，两次透析之间，体重增加2～2.5 kg为宜。

- 血液透析患者饮食宜清淡，每天摄入食盐量小于3 g。
- 忌高钾食物，如竹笋、香菇、香蕉、橘子、杨梅等。
- 忌高磷食物，如瓜子、核桃、虾皮、海鲜、蛋黄等。

👤 **就　医**

急诊就医：
- 透析导管滑脱。
- 手臂内瘘振动感消失，瘘口突然疼痛、内瘘血管触摸硬化，穿刺点渗血不止。
- 手脚发麻、发软，嘴唇发麻、心慌、心跳慢等高血钾表现。
- 突发剧烈胸痛、呼吸费力、气促、咳粉红色泡沫痰。
- 腹痛、咳出鲜红色血或解血便。

门诊就医：
- 服降压药后，血压仍高于平时血压或者多次测量血压均高于160/100 mmHg。
- 透析导管口红、肿、热、痛，有脓性分泌物流出，伴发热。
- 恶心、呕吐、食欲减退、乏力、头晕不适、双下肢水肿伴麻木。

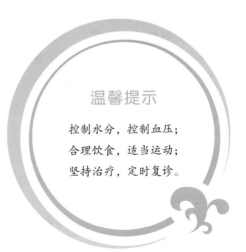

温馨提示

控制水分，控制血压；
合理饮食，适当运动；
坚持治疗，定时复诊。

慢性肾衰竭

慢性肾衰竭，指各种原发性或继发性慢性肾脏病进行性进展引起肾小球滤过率下降和肾功能损害，出现以代谢产物潴留，水、电解质和酸碱平衡紊乱和全身各系统症状为主要表现的临床综合征。

观察要点

- 准确记录每天的尿量和体重。
- 每天定时监测血压，慢性肾脏病1至4期血压控制目标为小于130/80 mmHg，慢性肾脏病5期血压控制目标为小于140/90 mmHg。
- 合并糖尿病者，每天监测血糖，空腹血糖控制在5~7.2 mmol/L。

居家日常

- 个人保护。
- （1）注意个人卫生，保持室内空气清新。
- （2）避免与呼吸道感染者接触，出门佩戴口罩，尽量少去公共场所。
- 管道的日常护理，详见"居家腹膜透析"和"血液透析"内容。
- 定期复查。
- （1）定期随访，及时调整治疗方案，保证更好的治疗效果。
- （2）病情稳定时每1~2个月复诊1次，病情变化随时联系或复诊。

居家用药

- 坚持长期用药，在医生指导下使用。
- 避免使用肾毒性的药物，不要自行盲目用药及服用中草药。

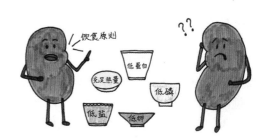

居家康复

- 慢性患者不同分期，根据病情和活动耐力进行适当的运动，避免劳累。
- 坚持一周3~4次有氧运动，比如散步30分钟，骑车15分钟等，避免剧烈运动，如提重物、马拉松、篮球、足球等。
- 在运动中出现胸闷气闭，心跳过快，应及时停下，立即休息，如果症状不缓解，要及时就医。

🍵 居家饮食

均衡饮食，食物品种多样化、清淡，营养充足。

- 摄入充足的优质蛋白质。
（1）透析之前，要求低蛋白饮食，如小米、燕麦、芹菜等，以减少代谢废物的产生，减轻肾脏的负担，延缓肾病的进展。
（2）透析后，治疗的过程中将丢失蛋白质 10 ~ 30 g。因此要求透析阶段的肾病患者增加蛋白质摄入，避免营养不良。
（3）正常蛋白饮食：1.0 ~ 1.2 g/（kg·天）以高效的动物蛋白为主，如鸡蛋清每天 2 ~ 5 个，新鲜瘦肉每天 50 ~ 150 g。

- 钠、钾、磷等摄入。
（1）血液透析患者饮食宜清淡，每天摄入食盐量小于 3 g。
（2）少吃含钾高的食物，如各种水果（香蕉、橘子、杨梅等）、果汁、红薯、土豆等，不喝菜汤及各种肉汤。
（3）远离含磷高的食物，如蛋黄、动物内脏、豆类、坚果类、干菜类等。
- 控制水分摄入非常重要。每天体重增加控制在 1 kg 以内，两次透析之间，体重增加控制在 2 ~ 2.5 kg 为宜。

👤 就 医

急诊就医：
- 体重迅速增加超过 2 kg，且出现呼吸费力、气急。
- 神志昏睡或昏迷。

门诊就医：
- 服降压药后，血压仍高于平时血压或者多次测量血压均在 160/100 mmHg 以上。
- 水肿难以消退。
- 尿中出现较多的泡沫，静置后不易消失。
- 体重增加，一周内超过 1 kg，食欲减退伴恶心。
- 治疗效果不佳，调整治疗方案等。

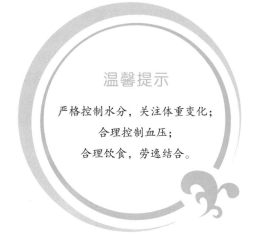

温馨提示

严格控制水分，关注体重变化；
合理控制血压；
合理饮食，劳逸结合。

泌尿造口

泌尿造口是通过回肠膀胱造口或输尿管皮肤造口输出尿液的方法。

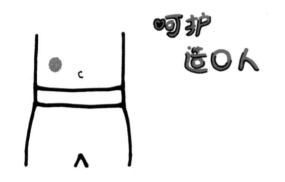

观察要点

- 造口周围皮肤情况及造口的颜色：正常为粉红色、淡红色或牛肉红色，并有光泽、湿润。如出现苍白、紫红、深棕甚至黑色提示有异常。
- 有无尿量减少，尿色混浊，伴有腰痛或发热。

居家日常

- 每3~5天更换造口袋，起床或者洗澡后更换为宜，有漏尿及时更换，睡觉前尽量少喝水，避免夜间小便多。
- 使用造口袋时应注意：
(1) 贴袋时皮肤要干燥，适当鼓起肚子，贴完后用手掌按压1~2分钟。
(2) 天冷时，造口袋的底盘可用吹风机吹热，增加底盘黏性。
(3) 撕造口袋时动作轻柔，不可强拉硬扯以免造成皮肤损伤。
(4) 清洁造口周围皮肤要将残余的粘胶清除干净。待清洁干燥后，使用造口粉、皮肤保护膜后再粘贴造口袋，可以有效保护造口周围皮肤。
(5) 如造口周围皮肤有皱褶、凹陷，皮肤不完整的可选择防漏膏。如出现皮炎，局部有红肿，可以涂抹氧化锌软膏或凡士林软膏。
(6) 若出现皮肤破损，要防止局部的感染及保护局部的伤口清洁，可以用碘伏对局部进行消毒处理，一旦表现出感染，要到医院就诊。
(7) 更换造口袋时注意手部卫生，造口袋尿液达1/3满时，及时排放。
- 造口患者洗澡时用防水胶布对造口处进行密封，以免水液渗入黏胶，影响造口底盘的使用寿命，也可选择在两次更换之间沐浴，另外还可用造口袋覆盖造口或者拿开造口袋，以淋浴的方式洗净身体及造口位置，但不能用力擦洗造口或碰撞造口。
- 参加社交活动时可以不接尿袋使用，及时倾倒尿液即可。
- 较长时间离家时要准备充分各种造口用品，避免把造口用品放在高温的地方或太阳直晒的地方。

居家用药

- 根据医生医嘱规律服药，不要自行增加或者减少药量。
- 在医生指导下，可服用消炎利胆、调节肠道功能等作用的药物。
- 若腹泻症状明显时，在医生指导下可口服止泻药物减轻症状，如思密达、易蒙停等。

居家饮食

- 多饮水，每日1500～2000 mL，多饮果汁。

- 避免食用辛辣刺激性食物，如辣椒、芥末、胡椒等。

居家康复

- 选择合适的体育活动，如散步、门球等，避免运动时会碰撞身体的项目，如篮球、足球等。
- 避免增加腹部压力的活动，如搬重物、剧烈咳嗽等。

就 医

急诊就医：
- 尿液浑浊或尿液呈脓性，尿量明显减少，尿液有臭味，出现腰疼、伴发热。
- 造口苍白、紫红色、深棕色或黑色。

门诊就医：
- 发现造口周围皮肤红肿、破损。
- 留置输尿管皮肤造口患者每半年来院更换输尿管支架管。

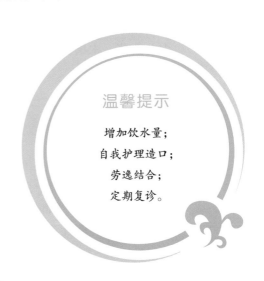

温馨提示

增加饮水量；

自我护理造口；

劳逸结合；

定期复诊。

51

肾结石术后留置双 J 管

双 J 管又称输尿管支架管，因为两端弯曲，形似猪尾，又称猪尾巴导管，所有肾脏和输尿管结石的患者体内都需留置这根管子。双 J 管长度约 30 cm，上端在肾脏，中间经过输尿管，下端在膀胱，在人的身体内起到一个引流尿液、保护输尿管、防止输尿管变细的作用，小的石头还会顺着管子往下排出来，有利于术后恢复，放置时间一般是 4～6 周。

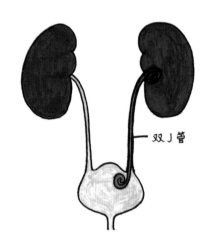

双 J 管

观察要点

- 注意腰部及腹部疼痛情况。
- 了解小便颜色是否变成红色。
- 了解体温情况，是否有畏寒、发热。

居家饮食

根据结石成分分析合理饮食，控制体重，限盐每天 5 g 以下，忌食味精。

- 宜食用米、面、蛋、奶。
- 多食蔬菜、水果，多饮水。

- 不喝碱性饮料。
- 戒酒。
- 富含嘌呤食物，如肉、鱼、虾，每日摄入总量少于 150 g，忌食动物内脏，少食豆制品、蘑菇。
- 忌食高草酸食物，如苋菜、菠菜、大黄、芒果、草莓、芝麻、可可、巧克力、茶叶。

🚶 居家日常

- 多喝水，每天保持2000 mL以上。
- 保持大小便通畅，避免憋尿。
- 观察小便颜色。
（1）正常小便。
（2）陈旧性血尿，多饮水。
（3）新鲜血性尿液，如多饮水后不能缓解，应及时来院就医。

🤸 居家康复

- 适当运动，如散步等。避免剧烈的运动，如跑步、跳绳、跳舞等。避免提重物，避免重体力劳动。
- 避免四肢伸展运动、盘腿坐及下蹲运动。
- 避免坐过度低矮的凳子。

👤 就　医

急诊就医：
- 腰部及腹部出现剧烈疼痛。
- 小便的颜色呈续新鲜血性液。
- 排尿不畅，感乏力、恶心呕吐、畏寒、发热等症状。
- 漏尿明显，排尿时有白色异物。

门诊就医：
- 出现排尿频繁，间隔时间短，活动后尿色呈新鲜血性液，大量饮水后尿色转淡，建议日常就诊，视情况早日取出双J管。
- 伴有输尿管狭窄和肾积水的患者，出院3～6个月来院更换或取出双J管。

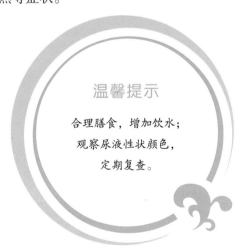

温馨提示

合理膳食，增加饮水；
观察尿液性状颜色，
定期复查。

六、内分泌、免疫系统疾病

糖尿病

糖尿病是血液中葡萄糖水平增高为特征的代谢性疾病，是由于身体内胰岛素不足和（或）不能发挥作用所引起的，长期可引起眼睛、肾脏、神经、心脏、血管的慢性损害，是我国失明、终末期肾病、心脑血管事件和截肢的主要病因。

观察要点

- 每天自测空腹血糖并记录，是否在 4.4～7.0 mmol/L，适时测非空腹血糖<10 mmol/L，糖化血红蛋白<7%。
- 有无口渴明显、容易饥饿、小便次数增多，有无全身无力、恶心呕吐、腹痛等糖尿病酮症酸中毒症状。
- 了解每日食谱。头昏、心慌、手抖、出冷汗、极度饥饿感等低血糖症状出现的时间。

居家用药

合理安排服药时间（不包括胰岛素），不擅自调整剂量，注意药物的作用及副作用。

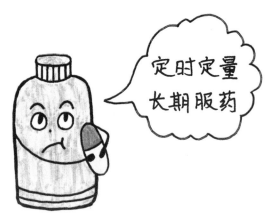

定时定量
长期服药

- 在餐前15～30分钟吃的药物有：格列奈类（瑞格列奈、那格列奈），磺脲类（格列美脲、格列喹酮、格列吡嗪），不良反应主要是低血糖和体重增加。
- 在餐中服用的药物：α-葡萄糖苷酶抑制剂（阿卡波糖、伏格列波糖），不良反应主要是胃肠道反应，如腹胀。
- 在餐中或餐后服用的药物：双胍类（二甲双胍），不良反应主要是胃肠道反应，如腹泻、食欲下降。
- 不受进食限制，每天晨起服用1次的药物：如西格列汀、达格列净等，建议在用药期间注意个人外阴部卫生，适量饮水，保持排尿通畅。

合理膳食、三餐规律，控制总热量的摄入，定时定量进餐。

- 均衡结构饮食，定时定量，细嚼慢咽，少油低盐，足量饮水，吃动平衡。每天的量控制如下：
（1）主食碳水化合物（谷类、薯类等）相当1个拳头大小，粗细搭配，提倡低血糖指数的主食。
（2）鱼、禽、瘦肉约2个手指大小，限制加工肉类制品摄入。
（3）蛋类、奶类、豆类，天天要有，零食加餐按需合理选择。
（4）蔬菜0.5~1 kg；含糖量低的水果1个拳头大小，种类和颜色要丰富多样，需餐前吃。
- 三大营养素的分配。

  碳水化合物提供的能量应占全日总热量的2/5~3/5；蛋白质提供的能量应占全日总热量的2/5；脂肪提供的能量应占全日总热量的1/5。

一日食谱

早餐	牛奶煮麦片（纯牛奶250 mL，燕麦片50 g）、菜肉包1个、白煮蛋1个
中餐	米饭（大米100 g）、豇豆、青菜、冬瓜等蔬菜半斤、鸡胸肉100 g
加餐	两餐中间可加餐橙子1个或苹果1个
晚餐	杂粮饭（大米50 g，黑米50 g）、黄瓜、生菜、山药等、淡水鱼肉、酸奶
备注	全天总用量：植物油25 g（小汤匙2勺），盐5 g

- 戒烟限酒。

微信扫图中二维码，输入身高、体重，查看一天的食物总量和搭配。

- 禁食含糖成分高的食物，如：糖果、巧克力、饼干、干果、蜜饯等。
- 远离动物内脏、浓茶、大量咖啡等。
- 少吃含糖量高的水果，如香蕉、葡萄、桂圆、荔枝、榴莲、菠萝蜜等。

居家康复

- 长期规律有氧运动可以增加胰岛素敏感性，比如骑车、慢跑等，有助于改善高血糖。
- 运动前穿合适宽松软底鞋，随身携带水壶、糖果、糖尿病患者信息卡，运动时间相对固定，不可空腹运动。
- 运动强度控制，每分钟脉搏次数应该小于170减去本人年龄。
- 运动后防护：做5～10分钟恢复整理运动；检查双脚是否有水泡、破损，运动后不宜马上洗澡。
- 如果出现下列情况，请停止运动：血糖大于16.7 mmol/L或小于4.0 mmol/L，频繁发作低血糖，高血压没有控制，经常出现头昏等脑供血不足症状。

居家日常

- 劳逸结合，适当参与家务劳动，出现严重的并发症时酌情卧床休息。
- 学习糖尿病保健知识。掌握血糖监测方法，控制血糖、血脂、血压、体重等指标。
- 掌握低血糖自救方法：如果出现低血糖反应时应呈坐位或躺平，马上口服糖果或方糖、饼干、果汁或蜂蜜等，10～15分钟后症状会缓解，如不缓解，应再进食一次，并立即送医院就诊。

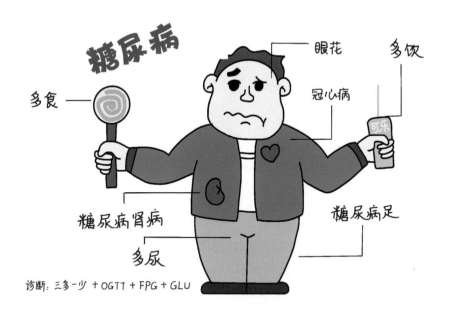

糖尿病

多食

眼花

多饮

冠心病

可乐

糖尿病肾病

糖尿病足

多尿

诊断：三多一少 + OGTT + FPG + GLU

就 医

急诊就医：

- 突发神志不清、昏迷，出现酮症酸中毒症状。
- 突发头痛、胸闷、胸痛、剧烈腹痛。

门诊就医：

- 反复低血糖反应不能恢复。
- 血糖控制不理想，短期消瘦明显。
- 伴有其他疾病。

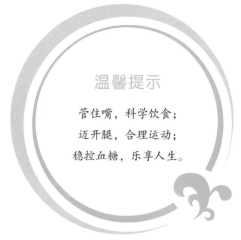

温馨提示

管住嘴，科学饮食；
迈开腿，合理运动；
稳控血糖，乐享人生。

类风湿关节炎

类风湿关节炎是指关节慢性炎症病变，导致关节疼痛、肿胀和僵硬，重者出现关节畸形，同时会影响到关节外其他部位功能。

观察要点

- 关注各关节活动情况，有无肿胀、压痛等。
- 晨间起床时有无出现肢体僵硬，并记录僵硬的持续时间。
- 有无疾病并发症和药物相关不良反应的表现，如疲倦乏力、发热，新发咳嗽、胸闷症状或症状加重，胃肠道反应，肢体麻木，药物过敏反应等。

居家用药

类风湿关节炎的治疗用药包括非甾体抗炎药、糖皮质激素、抗风湿药物。

- 根据医生指导需长期用药，切勿擅自增加或者减少药物的使用量。
- 饭后服用抗炎镇痛药可减轻关节炎症，保护关节结构和功能，缓解疼痛。
- 生物靶向抗风湿药物放置在冰箱2~8 ℃环境下避光保存。注射前放置在常温下15~30分钟回温后使用。
- 服药后需观察有无胃肠道反应，如有无食欲减退、腹痛、恶心、呕吐现象。

居家日常

- 坚持适宜的活动及功能锻炼，避免疲劳、外伤。控制体重以减轻关节负担。
- 注意关节保暖，日常温水洗漱，可穿戴保护关节衣物，如手套、护膝等。避免淋雨，避免风力直吹。
- 对于长期卧床者，每2小时翻身一次，防止皮肤压力性损伤。

居家饮食

均衡饮食，高蛋白、高维生素饮食，增加新鲜果蔬的摄入。

- 高蛋白、低糖、高维生素和低盐饮食，鼓励多进食新鲜蔬菜和水果，多进食富含维生素D和钙质的食物，如菠菜、西兰花、卷心菜、大白菜、瘦肉、牛奶、鸡蛋、鱼肝油、鱼、虾、黄豆等。

- 少吃生冷、油腻、糖量高的食物，如肥肉、动物内脏、烤肉、海鲜类等，忌酒戒烟。

🤸 居家康复

- 坚持循序渐进原则，活动量从小量逐渐增大，由身边人辅助到独立完成，运动兼顾手、肘、肩及髋、膝关节的功能改善。同时注意加强胸廓及肺部的活动，如深呼吸、咳嗽，长期卧床者勤翻身、拍背，有助防止呼吸道及肺部感染。
- 日常运动方式可选择步行、游泳和骑自行车，以便适当晒太阳。冥想、瑜伽、太极拳等也有助于控制焦虑或疼痛，提高对疾病的应对能力。
- 关节活动操：

（1）指关节：以手指握拳与平伸交替运动进行。

（2）腕关节：两手合拳用力向一侧屈曲，反复交替进行。

（3）肘关节：手掌向上，两臂向前平伸、屈曲动作，反复进行。

（4）肩关节：肩关节前后旋转，上臂外展运动。

（5）膝髋关节：下蹲运动和向前抬腿运动。

（6）踝关节：取坐位，踝关节屈伸、旋转运动。每天3~4次，每次10~15分钟。

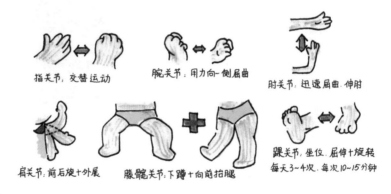

指关节：交替运动　　腕关节：用力向一侧屈曲　　肘关节：迅速屈曲·伸肘

肩关节：前后旋+外展　　膝髋关节：下蹲+向前抬腿　　踝关节：坐位，屈伸+旋转 每天3~4次，每次10~15分钟

👤 就　医

该病通常不需要急诊就诊，若发现下列情况建议及时门诊就医。

- 关节肿痛症状加重。
- 新发咳嗽、咳痰、胸闷，全身酸痛、乏力，肢体麻木，心率、血压变化等。
- 服药后出现过敏反应，皮疹，疱疹，手脚麻木；明显胃肠道不适，如腹痛、恶心呕吐等。
- 该病治疗周期很长，需做好定期随访。治疗初期监测频率为每个月1次，病情许可的情况下再逐步延长时间，但至少3个月复诊1次。

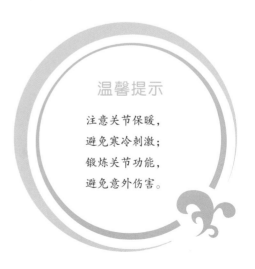

温馨提示

注意关节保暖，
避免寒冷刺激；
锻炼关节功能，
避免意外伤害。

代谢综合征

代谢综合征是一组以肥胖、高血糖（糖尿病或糖调节受损）、血脂异常（指高甘油三酯血症和/或低、高密度脂蛋白胆固醇血症）以及高血压等聚集发病，严重影响机体健康的临床症候群。

观察要点

- 是否有腹型肥胖且体重进行性增加的表现。
- 睡眠时打鼾的表现。
- 血糖、血压、血脂、尿酸的检验值。
- 超重的育龄期妇女是否有不孕的表现。
- 采用手术者需观察
（1）是否有口干、尿色深等饮水量不足的表现。
（2）观察食欲情况，有无恶心、呕吐、腹痛、腹泻等症状。
（3）观察体重下降的速度。
（4）手术后是否有切口红、肿、热、痛。

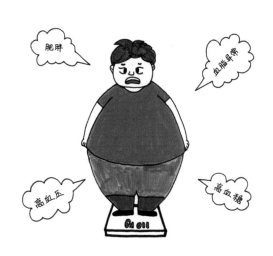

肥胖　血脂异常　高血压　高血糖

居家用药

- 手术前根据血压、血糖、血脂等专科医生指导，规范服药。
- 服用胃药时需磨碎用水送服。
- 每日补充复合维生素、乳清蛋白粉。

居家日常

- 如有头晕、乏力、心慌、出汗、手抖等低血糖反应，请立即食用糖果、葡萄糖水、蜂蜜水等。
- 平躺到坐位，坐位到站立等改变体位的动作时，宜慢。

居家康复

- 每天有氧运动半小时以上，控制血压、血糖、血脂、体重。
- 循序渐进，逐步恢复体力活动。

☕ 居家饮食

家人监管下合理膳食，控制摄入总量，以食用少盐、少油、少糖、热量低的食物为原则，控制零食的摄入量。手术后采用渐进式、阶段式饮食方法，做到营养均衡。

- 每天至少饮用1500 mL的水，以预防脱水及便秘。
- 术后第3天开始喝清汤，如绿叶蔬菜汤、菌菇类汤、萝卜汤、胡萝卜汤、去油鸽子汤、排骨汤、牛肉汤等。
- 术后1周可以进食过滤不加糖的蔬菜汁和低糖的水果汁。
- 术后2～4周可以饮用豆浆、牛奶、米汤等流质食物。
- 术后5周开始进食半流质食物，如稀饭，煮烂面、蒸鸡蛋、蔬菜泥等食物。
- 术后第12周开始进食低热量均衡饮食。

- 浓海鲜汤、浓肉汤、猪蹄汤等，容易加重尿酸值，引发疼痛。
- 浓缩的甜食（如糖果、可乐、蛋糕、甜品等），易有胃酸逆流现象。
- 术后三个月内不宜摄取冰水、咖啡、茶类、酒精类等刺激性食物。

👩‍⚕️ 就　医

急诊就医：
- 剧烈腹胀、腹痛。
- 突发呕血、解大量黑便、晕厥。

门诊就医：
- 腹胀、腹痛及反复恶心呕吐、乏力、食欲不振、低血糖、大量脱发等。
- 定期门诊随访，检查五围、体重指数、血化验结果及伤口情况等。

温馨提示

小口进食，细嚼慢咽，
控制饮食总量；
规律生活，适量运动；
监测体重、五围及
各项生化指标变化，
定期复诊。

七、血液系统疾病

缺铁性贫血

缺铁性贫血是人体内贮存铁缺乏，导致血红蛋白合成量减少而形成的贫血。常见症状和体征有皮肤黏膜苍白、乏力、心悸、头晕、头痛、耳鸣、眼花等非特异性表现。

观察要点

- 有无头晕、头痛、乏力、心悸，活动后气急、眼花、耳鸣等。
- 有无面色苍白、皮肤黏膜苍白、毛发干燥、指甲扁平无光泽等。
- 儿童、青少年有无发育迟缓、体重下降、注意力不集中、学习成绩下降、烦躁、易怒等。严重者可发生吞咽困难及智力发育障碍。

居家饮食

营养均衡，高蛋白、高维生素、富含铁质饮食，养成不挑食不偏食的饮食习惯。

- 高蛋白、含铁丰富的食物，如瘦肉、黑米，每天1~2个鸡蛋、每周食用1~2次猪肝。
- 增加维生素C摄入，多吃新鲜蔬菜及水果，如菠菜、韭菜、番茄、木耳、桃子、苹果、樱桃、枣等。
- 饮食多样化，易消化，必要时加餐，不挑食。
- 家庭烧菜建议使用铁锅。

- 禁食辛辣刺激性、碱性食物，如辣椒、大蒜、荞麦面等。
- 忌吃难消化的食物，如花生、核桃等。
- 少喝、最好不喝浓茶和咖啡。

🍶 居家用药

- 铁剂宜餐后或餐中服用，以减少反酸、恶心呕吐等。
- 铁剂避免与牛奶、咖啡、茶同时服用，以免影响铁的吸收。
- 避免同时服用雷尼替丁、奥美拉唑、达喜等胃药。
- 口服铁剂时大便会变黑色，属正常情况。
- 根据医生指导定期复查血常规、贫血三项等检查。

🧍 居家日常

- 保持生活规律，适当运动，避免过度劳累。
- 关注有无头晕、乏力、面色苍白等情况。起立或变换体位时动作应缓慢，以防眼前发黑致跌倒。
- 积极配合治疗原发病。

🤸 居家康复

- 保持心情愉悦，结合自身体质，进行适度的运动锻炼，提高机体抗病能力，促进身心健康，贫血程度较重者，运动时应有人陪伴，注意避免过度。

🏥 就 医

该病通常不需要急诊就诊，若发现下列情况建议及时门诊就医。

- 贫血症状无改善或加重。
- 血色素下降明显。
- 铁剂治疗不良反应明显，如恶心、呕吐、上腹不适、腹泻和便秘。

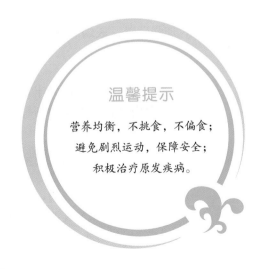

温馨提示

营养均衡，不挑食，不偏食；
避免剧烈运动，保障安全；
积极治疗原发疾病。

淋巴瘤

淋巴瘤是指原发于淋巴结或淋巴结外组织、器官的肿瘤。分为两大类，即霍奇金淋巴瘤和非霍奇金淋巴瘤。临床表现为无痛性进行性淋巴结肿大或局部肿块。

观察要点

- 有无体温升高、咳嗽咳痰、呼吸困难、气急、淋巴结肿大等。
- 短期内有无体重下降、食欲减退等。
- 定期复查血常规，关注血常规结果并及时与医生沟通。
- PICC置管患者关注置管局部敷贴固定有无卷边，针眼有无红肿、疼痛，导管内有无回血，每周到正规医院进行导管维护1次。
- 输液置管患者一个月到医院维护1次。

居家用药

- 根据医生指导用药。
- 在服用伊布替尼药物时：口服给药，每日1次，每天的用药时间固定。用水送服整粒胶囊，请勿打开、弄破或者咀嚼。服用该药时可能会出现出血、腹泻、皮疹、关节疼痛、高血压、心悸等症状，如有以上症状及时联系医生调整用药。

居家饮食

均衡饮食，加强营养，戒烟戒酒，避免辛辣刺激食物。

- 多补充高蛋白、营养丰富的食物，如瘦肉、蛋、花生、牛奶等。
- 多食用富含维生素的新鲜蔬菜和水果，如胡萝卜、菠菜、橘子等。

- 少吃过硬带刺的食物，以免损伤牙龈，引起口腔黏膜出血。
- 避免食用过辣、过油腻的食品。

🧍 居家日常

- 保持室内干净、通风。
- 作息规律，不熬夜。
- 外出佩戴口罩，少去公共场所，预防呼吸道感染。

🤸 居家康复

- 适度、适量运动锻炼，以不累为宜，可选择散步、慢跑等有氧运动。
- 保证皮肤清洁、注重心理健康。

🧑‍⚕️ 就 医

急诊就医：
- 出现发热、牙龈出血、皮肤出血点、便血等不适。

门诊就医：
- 淋巴结较前肿大。
- 出现胸闷气促、腹泻、皮疹、关节疼痛等。
- 体重下降、食欲减退。
- PICC 置管局部敷贴卷边、针眼有红肿、疼痛、渗出，导管有回血。
- 药效不如以前。

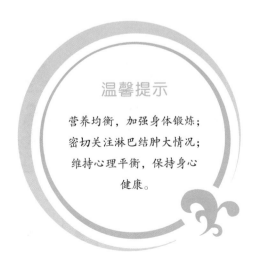

温馨提示

营养均衡，加强身体锻炼；
密切关注淋巴结肿大情况；
维持心理平衡，保持身心
健康。

八、骨关节系统疾病

颈椎病

颈椎病是指由于颈椎间盘的退行性改变，引起颈部脊髓、神经、血管受损害，从而出现脖子酸疼、僵硬，甚至传到胳膊呈放射性疼痛的一类疾病。30岁以上经常低头伏案者易发。

🔍 观察要点

- 有无如下症状：四肢乏力、行走不稳、踩棉花样感觉，颈肩部疼痛向上肢放射及僵硬等。
- 注意四肢肌力变化，如出现以下级别的肌力时应及时就医。
- （1）Ⅳ级：比正常人肌力略差，但肢体可以正常抬起，使劲时不能达到正常肌力。
- （2）Ⅲ级：肢体能够抬起，但有阻力时会立刻垂下，不能抵抗阻力。
- （3）Ⅱ级：肢体无法抬起，但可以平移活动。
- （4）Ⅰ级：肢体不会动，给予疼痛刺激会有肌肉收缩。
- （5）0级：肢体完全瘫痪。
- 四肢感觉有无异常：感觉麻木、痛觉减退。

💊 居家用药

- 根据医生指导规范用药，如甲钴胺片，营养神经，注意按时，饭后口服。消炎镇痛药物，如洛索洛芬钠片、艾瑞昔布片、塞来昔布片，用药期间注意有无恶心、呕吐、腹胀、便秘等不良反应。外用活血化瘀、膏药贴敷时注意局部皮肤情况。

颈椎保健操

双掌擦颈

左顾右盼

前后点头

旋肩舒颈

颈项争力

摇头晃脑

头手相抗

仰头望掌

放眼观景

按摩合谷穴

👤 居家日常

- 纠正不良姿势：避免长时间久坐电脑前、躺卧床上看电视看书、枕头过高等。选择合适的枕头及床垫。
- 颈肩部保暖：无论冬夏，都要给颈椎以舒适的温度，特别是夏天，待在空调房内，要给颈背部加以保暖。

居家饮食

保证营养均衡、全面即可。

- 可以多摄入高蛋白、高钙食物，如鱼、鸡肉、虾、牛奶、豆制品等，多吃新鲜蔬菜和水果。

- 避免暴饮暴食，避免过量饮酒，避免辛辣刺激性食物。

居家康复

- 颈椎保健：颈椎操——双手手指相互交叉，放在颈椎后方，来回摩擦颈部，力度要轻柔，连续摩擦50次，颈部发热，会有很放松的感觉。
- 颈肩部肌肉力量锻炼，如游泳、打羽毛球、瑜伽等。

就　医

- 出现Ⅳ级及以下的肌力变化时。
- 颈部疼痛、肢体疼痛、麻木加重。
- 突然的步态不稳。
- 症状经3～4周治疗后无好转，应做进一步检查。

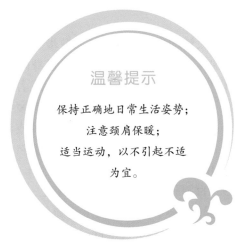

温馨提示

保持正确地日常生活姿势；
注意颈肩保暖；
适当运动，以不引起不适为宜。

骨质疏松症

骨质疏松症属于常见全身代谢性骨病，因机体骨量降低，骨组织破坏，造成骨质脆性增加，大大增加骨折风险。

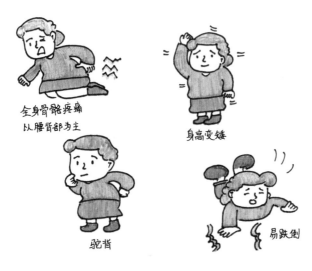

全身骨骼疼痛
以腰背部为主

身高变矮

驼背

易跌倒

🔍 观察要点

- 有无腰酸背痛、腿脚不灵活、驼背、身高变矮、夜间腿抽筋、易跌倒等。

💊 居家用药

- 服用钙剂及促骨形成剂时注意：如碳酸钙、葡萄糖酸钙和维生素D等，不可与绿叶蔬菜、牛奶、果汁等一起食用，以免降低钙吸收，禁空腹服用，同时多饮水，防止泌尿系结石与便秘；如阿法骨化醇、阿仑磷酸钠等，有消化道反应，在晨起空腹服用，同时饮水200～300 mL，半小时内禁止饮食和平卧。

🚶 居家日常

- 每天活动半小时以上，如散步、慢跑、健步走等。
- 加强下肢肌肉力量锻炼，增强身体平衡能力。
(1) 勾脚抬腿方法：坐在凳子上或者床边，抬腿并用力勾脚尖，感觉到大腿肌肉紧张，坚持抬腿5秒，换另一边重复进行，每天50～60次。
(2) 股四头肌等长收缩方法：仰卧或者坐在床上，下肢伸直平放在床上，在膝关节下面垫一个软物支撑，绷紧肌肉5秒，放松2～5秒，每天3～4组，每组50～100次，双腿交替进行。
(3) 直腿抬高方法：仰卧于床上，双腿保持直立，一侧腿先缓慢抬高至45°左右，保持2秒，再缓慢放下，腿部肌肉发酸才能起到效果，每天3～4组，每组30～50次，双腿交替进行。

居家饮食

- 高钙食物：牛奶、骨粉、虾皮、黑芝麻、牡蛎粉、黑木耳、豆类、水果、绿色蔬菜等，每天饮牛奶 500 mL，对牛奶不耐受者，可以喝酸奶或奶酪。
- 富含维生素 D 的食物：蛋黄、鱼肉、肝脏等。
- 富含维生素 K 和维生素 C 的食物：绿叶蔬菜（菠菜、甘蓝、西兰花、卷心菜、莴笋)和水果（酸枣、橘子、柠檬、猕猴桃等)。
- 建议每天 4 个"一"：每天吃一个鸡蛋、一杯牛奶、一小把坚果、一小块豆腐。

- 戒烟戒酒，禁喝碳酸饮料、浓茶、咖啡。

居家康复

- 日光浴：多接受阳光照射，暴露四肢及面部皮肤于阳光下 15～30 分钟，2 次／周。
- 预防跌倒，避免骨折。地面保持平坦干燥，穿平跟防滑鞋。卫生间设坐便器并安装扶手。不要着急转身、站起、迈步等，不站立穿裤，不登高取物，不进行剧烈运动。

就　医

急诊就医：
- 不幸摔倒，有外伤。

门诊就医：
- 每 3～6 个月检查骨生化指标和每 1～2 年做骨密度检查。

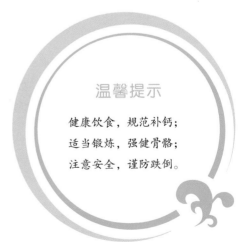

温馨提示

健康饮食，规范补钙；
适当锻炼，强健骨骼；
注意安全，谨防跌倒。

腰椎间盘突出症

腰椎间盘突出症是由突出的椎间盘组织刺激和（或）压迫神经根、马尾神经所致，表现为腰痛、下肢麻木、下肢无力、下肢放射痛、大小便功能障碍等。

观察要点

- 双下肢的力气与正常时候对比是否有下降。
- 双下肢是否出现麻木症状。
- 双下肢行走时是否出现踩棉花感觉。
- 是否出现腰背部及双下肢疼痛的症状。
- 大、小便是否正常，能否自主控制。

居家日常

- 长期坐位工作者，桌、椅高度要合适。
- 常弯腰者，可做伸腰、挺胸活动，可佩戴宽腰带（睡觉、平卧时取下腰带）。弯腰取物时，采用屈髋、屈膝下蹲方式，减少椎间盘后方的压力。
- 避免跷二郎腿，长时间的二郎腿会导致腰椎受力不均匀。
- 不能睡过软的床，过软的床使腰部无支撑，导致腰背肌肌肉紧张。
- 腰部要注意保暖，必要时佩戴腰围保护，限制腰部活动。
- 做好"省吃俭用"，即省吃东西（控制体重）、省吃力（注意姿势）、减少去用（避免久坐）、挑练着用（功能锻炼）。

居家饮食

- 高蛋白、高钙食物，如鸡蛋、牛奶、瘦肉、鱼、虾等。多吃蔬菜、水果等易消化的食物。

- 戒烟戒酒。

居家用药

根据医生指导规范用药。

- 甲钴胺片，营养神经，注意按时，饭后口服。
- 消炎镇痛药物，如洛索洛芬钠片、艾瑞昔布片、塞来昔布片，忌空腹时口服，注意有无恶心呕吐等胃部不适症状，有无全身皮疹、尿潴留等不良反应。有胃出血、胃溃疡的不能使用。

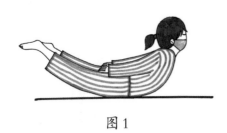

图 1

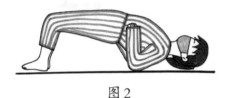

图 2

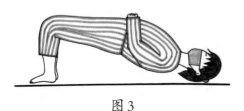

图 3

居家康复

- 功能锻炼

(1) 直腿抬高练习：每天4次，每次15～20分钟，抬高持续时间约10秒钟，循序渐进，逐渐增加抬腿幅度，以防止神经根粘连。

(2) 腰背肌锻炼：锻炼腰背肌，以增加腰背肌肌力，预防肌萎缩和增加脊柱稳定性，可采用飞燕式（图1）、五点支撑法（图2）、三点支撑法（图3），每日3～4次、每次50下，循序渐进，逐渐增加次数。但腰椎有破坏性改变、感染性疾病，内固定物植入、年老体弱及心肺功能障碍的患者不宜进行腰背肌锻炼，应咨询专科医生。

就 医

- 腰腿疼痛。
- 双下肢感觉异常，肌力下降。
- 双下肢踩棉花感。
- 排便、排尿功能异常。

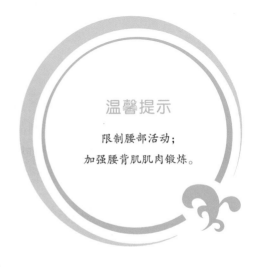

温馨提示

限制腰部活动；
加强腰背肌肌肉锻炼。

股骨粗隆间骨折

股骨粗隆间骨折是老年人常见的骨折，指股骨颈基底至小粗隆水平之间的骨折。

观察要点

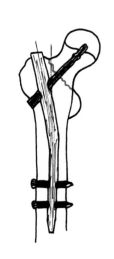

- 骨折部位有无红肿热痛等症状。
- 下肢有无突然肿胀，局部疼痛等深静脉血栓症状。
- 有无感冒、咳嗽、体温升高等变化。

居家用药

- 根据医生指导规范用药。
- 服用利伐沙班患者，服用该药间如有牙龈出血、皮肤出血点、呕血、黑便等症状应立即停药并就医。

居家日常

- 卧床休息，抬高患肢（下肢垫一软枕），促进血液循环。
- 下床活动时需专人陪护，防止二次损伤。
- 保持室内光线明亮，过道通畅，无障碍物，避免摔倒等意外发生。
- 穿着长短、大小合适的衣裤，穿防滑鞋。
- 保持大小便通畅。
  - 定时翻身，避免皮肤出现发红破损等。
  - 此类骨折多数合并骨质疏松，在医生指导下常规进行抗骨质疏松治疗。

居家饮食

- 富含钙类为主，同时增加高蛋白质、蔬菜纤维素的摄入，降低脂肪类的摄入，如多进食豆制品、乳制品、肉蛋类等含钙类高的食物。饮水量每天要1500~2000 mL，降低血液黏稠度。

- 戒烟戒酒，禁饮浓茶、咖啡。

🏃 居家康复

- 预防肢体萎缩、深静脉血栓：卧床期间，加强患肢及健侧肢体主动活动，如膝关节的屈伸，踝泵运动。踝泵运动方法如下：

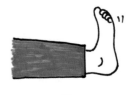

图1

（1）背伸跖屈运动：最大限度地向上勾脚尖（图1），让脚尖朝向自己，再最大限度向下绷脚尖（图2），即反复快速伸屈踝关节的连续运动。

（2）环绕踝关节运动：以踝关节为中心做踝关节360°环绕。

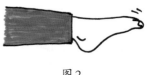

图2

（3）以上运动交替进行，每分钟30~60次，做2~3分钟，除睡眠外每小时一组。活动时应遵循在无痛感或微微疼痛的范围内，以不引起疲劳为宜。

- 呼吸康复，预防肺部并发症：腹式呼吸，吸气时，腹部慢慢鼓起；呼气时，腹部慢慢收缩。
- 下床活动时严格遵循"下床三部曲"即：床上静待30秒，床边坐30秒，站立30秒，年老体弱者要相应延长时间。
- 正确使用助行器具。

  高度调节：双臂自然下垂时，双肘可以稍微弯曲，手柄恰好在手腕的高度。

  行走：移动助行器约一步距离→患肢向前移动一步，重心向前移→正常腿向前移动一步。

- 安全指导。

  在进行康复治疗过程中，要正确评估自身精神及身体状况，必要时家属陪同在身边，预防跌倒，确保安全。

👤 就 医

- 出现患侧肢体肿胀明显、疼痛剧烈。
- 出现呼吸困难、胸痛、咯血等肺栓塞症状。
- 出现咳嗽咳痰、发热等肺部感染表现。

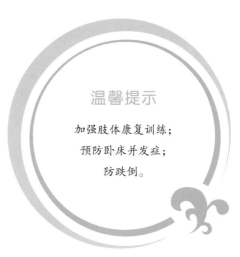

温馨提示

加强肢体康复训练；
预防卧床并发症；
防跌倒。

髋关节置换术后

髋关节置换术是一种可靠的治疗髋关节的方法，是将自身坏死的股骨头、磨损的髋臼换成人工假体，恢复髋关节功能，提高生活质量。适用于股骨头坏死、股骨颈骨折、髋部肿瘤等。

🔍 观察要点

- 体温有无升高，髋部创口有无红、肿、热、痛，局部皮肤温度有无升高等感染迹象。
- 手术侧肢体有无肿胀，趾端皮肤颜色、温度、感觉有无异常。
- 双下肢是否等长，肢体有无内、外旋，手术侧髋关节有无疼痛、异物感。
- 大小便颜色、皮肤有无瘀斑等。

🏃 居家康复

- 传统髋关节置换术后功能锻炼指导。

术后3天~3个月。

(1) 大腿肌肉训练：（双脚尖向上勾，感觉到大腿肌肉有紧绷感），腿伸直膝盖下压，并保持10~15秒，重复10~20次；膝下垫枕以膝部为支点，小腿抬离床面做伸膝动作，保持10秒，重复10~20次；患侧髋、膝关节主动屈伸活动，从0°~30°开始，逐日增加5°~10°，直至90°，也可家人帮助活动，避免屈髋大于90°（膝盖不要高于髋部）。

(3) 床上移动训练：患肢外展、中立位下进行（两腿之间垫一软枕头，避免患肢内收）。从卧位到坐位的训练，从坐位到站位的训练，从站位到行走，平衡能力的训练，上下楼梯拐杖行走法，训练日常生活自理能力。

- 安全指导。

训练过程要防止强硬牵拉，避免引起患者疼痛和骨折。下床时间遵医嘱，1~2月内使用助行器或双拐，必要时家属陪同在身边，注意安全，避免跌倒等意外发生。

💊 居家用药

- 根据医生指导规范用药，抗凝药利伐沙班片、阿哌沙班片术后一般服用5周。服药期间出现如下症状：牙龈出血、皮肤瘀点瘀斑、大便出血等，立即停用，同时到医院抽血复查。

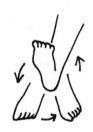

居家饮食

- 膳食多样化，摄入高蛋白高钙的食物，如鱼、瘦肉、鸡蛋、牛奶等，增加机体抵抗力，推荐每日饮用300～400 mL牛奶。
- 进食富含纤维素饮食，多吃新鲜蔬菜和水果。
- 每日饮水量1500～2000 mL。

- 戒烟、限酒，避免食用辛辣刺激食物。

居家日常

- 保持创口敷料整洁干燥。
- 预防手术侧髋关节脱位：3个月内避免坐沙发及矮凳（屈髋超过90°）；禁忌跷二郎腿和交叉腿，睡觉侧卧时双腿间垫软枕；避免下蹲弯腰拾物、系鞋带、穿袜子；转身时要整个身体转动，避免侧身接电话等。
- 卫生间坐便器要升高，避免患者坐位时膝部高于髋部，地上铺防滑垫，安装扶手。
- 尽量不做或少做容易磨损关节的活动，如爬山、爬楼梯和跑步等，避免做剧烈跳跃运动。
- 肥胖者应减肥。
- 有身体其他部位感染或行侵入性操作，应告知医生预防性使用抗生素。

就 医

- 双下肢不等长，手术侧髋关节疼痛，活动受限。
- 创口周围出现红、肿、热、痛、体温升高及其他身体部位感染迹象。
- 服用抗凝药有出血倾向，如皮肤瘀点、瘀斑、牙龈出血等现象。
- 关节置换术后多年关节松动或磨损，可在活动时出现关节疼痛、跛行、髋关节功能减退等表现。
- 定期复查：出院后1个月、3个月、半年、1年复查。

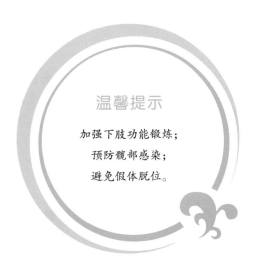

温馨提示

加强下肢功能锻炼；
预防髋部感染；
避免假体脱位。

全膝关节置换术后

　　全膝关节置换术是将膝关节中已破坏的骨和软骨用人工生物材料置换，也就是将磨损破坏的关节面切除装入人工关节。用于膝关节严重病变、反复发作的关节疼痛、肿胀、畸形等病例。

居家日常

- 保持创口敷料整洁，3个月内不可行关节腔穿刺。
- 以主动训练为主，被动训练为辅，训练量由小至大，循序渐进。

（1）避免突然及猛烈的运动，逐渐增加活动量，运动30分钟后要充分休息。

（2）适当运动，腿部有肿胀现象时，应停止运动抬高腿部。

（3）尽量避免以下活动：半蹲、走远路、提重物、爬山，爬楼梯利用扶手减少膝盖负重。

（4）使用坐便器，禁止蹲便。

（5）控制体重，避免久坐久站，术后1个月内少走路。

（6）有身体其他部位感染或行侵入性操作，告知医生预防性使用抗生素。

观察要点

- 伤口周围紧绷感，由于术后瘢痕形成导致。
- 行走有无打软腿，由于术后肌肉力量不够导致。
- 体温有无升高，膝部有无红、肿、痛，局部皮肤温度升高等感染迹象。
- 手术侧下肢有无肿胀疼痛。

居家饮食

- 膳食多样化，进食高蛋白、高钙高热量、富含纤维素的食物，每日进食1~2个鸡蛋。每餐进食鸡肉、鱼肉、瘦肉等，多进食奶制品，多吃水果、蔬菜。
- 每日饮水量1500~2000 mL。

- 戒烟限酒，忌辛辣刺激的食物。

🧴 居家用药

- 根据医生指导规范用药，抗凝药利伐沙班片、阿哌沙班片术后一般服用35天。服药期间出现如下症状：牙龈出血、皮肤瘀点瘀斑、大便出血等，立即停用，同时到医院抽血复查。

🤸 居家康复

- 膝关节伸屈活动度的训练。
- （1）仰卧位伸膝训练：踝关节下方放一毛巾卷使足跟悬空，收缩大腿肌肉，使膝关节完全伸直，并使膝关节后方接触到床面，保持5秒，然后放松。10~15个/组，3组/天。
- （2）坐位屈膝训练：坐床上自行抱腿屈膝，足跟紧贴床面，10~15个/组，3组/天。
- （3）站位屈膝、屈髋训练：手握支撑，屈曲患侧髋、膝关节，并向上抬起膝关节，注意不要左右方向扭曲膝关节。
- 直抬腿训练。
  仰卧位，膝关节伸直，将大腿抬离床边至最高点，并维持10秒，10~15个/组，3组/天。
- 安全指导。
  防止强硬牵拉，避免引起疼痛和骨折，运动幅度、强度适宜，整体要协调，用助行器或双拐时，需家属陪同，注意安全，避免跌倒等意外发生。

👤 就　医

急诊就医：
- 手术侧膝关节肿胀、疼痛、渗液等。
- 膝关节意外受伤。

门诊就医：
- 创口周围出现红、肿、热、痛、体温升高及其他身体部位感染迹象。
- 服用抗凝药有出血倾向，如皮肤瘀点、瘀斑、牙龈出血等现象。
- 活动时出现关节疼痛、跛行等表现。
- 定期复查：出院后1个月、3个月、6个月、1年需返院复查。

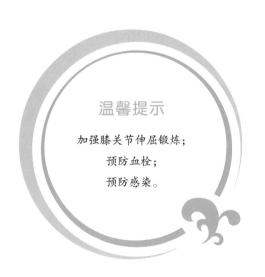

温馨提示

加强膝关节伸屈锻炼；
预防血栓；
预防感染。

九、甲状腺疾病

甲状腺疾病

甲状腺疾病是由内分泌紊乱引起的一类疾病，包括甲亢、甲减、甲状腺炎、甲状腺结节、甲状腺肿瘤等，并不专门指某种疾病。

观察要点

- 注意颈部肿块有无增大。
- 甲亢者：观察有无情绪不稳定或易激动、焦躁现象，有无出汗多、口渴、发热、消瘦、心慌、食欲大增等。
- 甲减者：观察有无面颊及眼睑水肿，体温低于正常，反应迟钝、情绪低落、窦性心动过缓、厌食、腹胀、便秘。
- 手术治疗后关注颈部创口有无红、肿、热、痛及渗血、渗液等情况，有无手足麻木不适、体温升高等不适。

居家日常

- 适当户外晒太阳，必要时补充维生素D或骨化三醇。
- 不从事重体力劳动及剧烈的体育运动，包括跑步、搏击、打球、用力仰伸等。
- 选择强度较低的运动，比如慢跑、游泳、瑜伽、太极等温和运动。

居家饮食

- 甲亢患者能量消耗多，需要进食高碳水、高蛋白、高维生素的食物，如米饭、面食、牛奶、蛋白、鱼肉、牛肉、新鲜蔬菜和水果等。
- 甲减患者宜食用高叶酸、高维生素 B_{12}、高膳食纤维、高蛋白质、高钙、高铁的食物。如新鲜蔬菜、水果，黑芝麻、虾皮、动物肝脏等。
- 甲状腺癌患者应遵医嘱使用无碘盐。
- 甲状腺结节患者饮食可吃消结散肿作用的食物，包括油菜、猕猴桃、芋艿、芥菜等。

- 禁食海带、紫菜、干贝、海参、带鱼、海蜇等含碘高的食物。
- 避免食用辛辣、油腻、生冷的食物，戒烟、戒酒，不喝浓茶、咖啡。
- 避免食用高饱和脂肪酸的食物，如五花肉、黄油等。

🍼 居家用药

在医生指导下，严格按剂量服药。

- 甲亢患者服用丙硫氧嘧啶片、甲巯咪唑等，及时复查肝功能。
- 甲状腺癌和甲减患者规范使用优甲乐，早餐前1小时用温水送服；与含铁、钙的食物、药物应间隔2小时；与奶类、豆类食物间隔4小时；与降糖药、降压药间隔1小时。优甲乐应在30 ℃以下保存。

🤸 居家康复

- 术后居家康复可进行颈部功能锻炼，具体方法如下：身体坐正或站立，逐步做颈部"米"字操：左右旋转、前屈、后仰和左右侧弯。

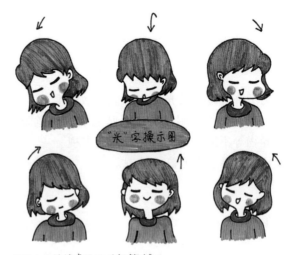

"米"字操示图

出院之后坚持肩颈的功能锻炼!!

👨‍⚕️ 就 医

急诊就医：

- 出现高热、大汗、心慌等紧急情况。
- 突发呼吸困难、窒息等表现。
- 手足麻木及抽搐。

门诊就医：

- 口服优甲乐期间，出现心动过速、心悸、兴奋、失眠、出汗、怕热、体重减轻等类似甲亢的症状；出现倦怠、健忘、手足冷、皮肤干燥、粗糙、无汗、月经过多或闭经等甲减的症状。
- 甲亢和甲减患者每1~3个月复查1次甲状腺激素水平。
- 甲状腺结节患者6~12个月复查甲状腺彩超1次。

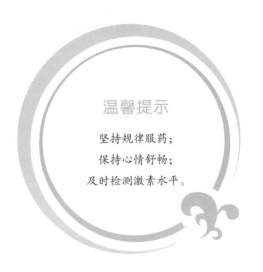

温馨提示

坚持规律服药；

保持心情舒畅；

及时检测激素水平。

79

十、眼部、鼻咽疾病

白内障

凡是各种原因如老化、遗传、局部营养障碍、免疫与代谢异常、外伤、中毒、辐射等，导致晶状体蛋白质变性混浊，导致视物模糊的疾病称为白内障，多见于40岁以上人群，且发病率随年龄增长而增高，常以手术治疗为主。

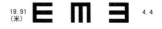

19.91(米)	E M Ǝ	4.4
15.81(米)	M Ǝ W E	4.5
12.56(米)	E W Ǝ M	4.6
9.98(米)	M E M W E	4.7
7.93(米)	Ǝ W E Ǝ M	4.8
6.30(米)	M E Ǝ W Ǝ M W	4.9
5(米)▶	W Ǝ M E M W E M	◀5.0
3.97米	E Ǝ M W E Ǝ	5.1
3.15米	M Ǝ E W Ǝ W E	5.2
2.51米	E M Ǝ W M Ǝ W	5.3

观察要点

- 视力下降程度、散光改变、色觉敏感度。
- 眼部有无发红、眼睛肿、眼睛胀痛、感觉眼内有异物等不适情况，有无复视或多视。
- 血压、血糖有无升高等情况。

居家饮食

- 均衡饮食，多摄入富含维生素C的水果、蔬菜，如柑橘、柠檬、猕猴桃、西红柿、卷心菜、洋葱等，保证充足饮水量。
- 伴有糖尿病的患者注意控制饮食。
- 伴有高血压者进食少盐少油食物。

- 戒烟戒酒，拒绝辛辣刺激的食物。

居家康复

- 合理安排休息时间，不要长时间看手机、看电视、看书、看报等。
- 手术后休息或睡觉时，最好仰卧，避免突然低头、弯腰的动作。

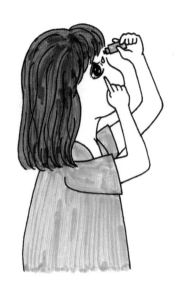

📋 居家用药

- 根据医生指导正确滴眼药水。
- 混悬液眼药水用前需摇匀。
- 滴眼药水前清洗双手，避免引起眼部发炎。
- 每种眼药水之间应间隔5分钟以上，玻璃酸钠眼药水用后需隔30分钟。
- 先滴眼药水，再使用眼用凝胶，最后涂眼药膏。

🧍 居家日常

- 洗头洗澡时，防止眼睛进水，避免眼睛发炎。
- 加强用眼卫生，杜绝用手揉搓眼睛，且不可与他人混用眼药水。
- 注意保护眼睛，不要长时间强光刺激眼睛，白天外出戴太阳镜。
- 避免重体力劳动剧烈运动，保持大便通畅。
- 如果视力低于0.5或者感觉已经影响到了日常生活，可择期选择手术。

👩‍⚕️ 就　医

急诊就医：
- 眼睛突然看不见或者看不清。
- 眼睛胀痛伴头痛、恶心、呕吐等情况。

门诊就医：
- 定期门诊复查（术后第1次复查不能超过7天）
- 如出现眼睛发红、发痒、分泌物明显增多等情况，可及时到门诊检查。

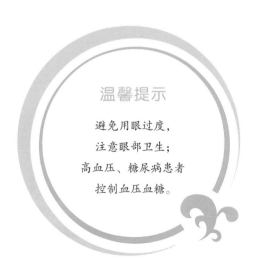

温馨提示

避免用眼过度，
注意眼部卫生；
高血压、糖尿病患者
控制血压血糖。

鼻咽肿瘤

鼻咽肿瘤是指发生在鼻咽腔顶部和侧壁的肿瘤。发病相关因素为：EB病毒感染、遗传因素、接触化学致癌物质等。

🔍 观察要点

- 有无鼻腔出血及出血的颜色、量及性状。
- 口腔黏膜有无充血、红肿、破损、疼痛。
- 有无体重下降、食欲减退等情况。
- 放疗者查看照射部位皮肤情况，观察有无红斑、脱皮、皮炎、水肿等。

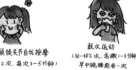

颞颌关节自我按摩
（每日2次，每次3~5分钟）

漱水运动
（30~40℃水，含漱1~3分钟）
早中晚睡前各一次

鼓腮运动
（每日2~3次，每次不少于20下）

张口运动
（抵最大，停5秒再含）
早中晚各100次

叩齿运动
（咬牙，再松弛各周3~5周）
每日2~3次，每次100下

弹舌运动
（每日2次，每次不少于20下）

颈部牵拉运动
（头前屈、后仰及旋转）
早晚各1次，每次20~30分钟

🧍 居家日常

- 口腔护理：注意卫生，刷牙用软毛牙刷及含氟牙膏，漱口至少每日2次。放疗后3年内禁止拔牙，以防放射性骨髓炎发生。
- 皮肤护理：洗脸时不能用力擦洗。避免冷热敷、贴胶布及碘酒、酒精涂擦，避免使用肥皂、药剂、香水、化妆品，颈项不戴饰品，夏天禁止太阳光直射。
- 保持心情乐观。

🍶 居家用药

- 按时足量服药。服药后有无出现恶心、呕吐，头痛、头晕等不适。

☕ 居家饮食

- 多吃蛋白质类和乳品类食物，包括鱼、虾、蛋、肉类以及豆类、豆制品。
- 少量多餐，多进食新鲜水果、蔬菜。
- 口干者可饮水2000 mL左右，咀嚼无糖口香糖增加唾液分泌。

- 戒烟戒酒，禁吃辛辣刺激食物。
- 拒绝粗糙、过热、盐腌、熏烤、霉变等食物。
- 少吃肥肉、动物内脏等。

做好颞颌关节功能锻炼：

● 颞颌关节自我按摩。

（1）鼓水运动：可选择35～40 ℃的温水漱口1～3分钟，早中晚睡前共4次，以利于爽口洁齿、保护牙龈。

（2）鼓腮运动：口唇闭合，让腮部鼓气至最大，每天2～3次，每次至少20下，可以预防张口困难。

（3）张口运动：口唇张至最大时，停5秒再闭合，早中晚各100次。

（4）叩齿运动：上下齿相互叩击（或咬牙），用舌舔牙周3～5圈，每日2～3次，每次100下左右，有助于锻炼咀嚼肌。

（5）弹舌运动：微微张口，舌头在口腔内弹动，并发出"哒哒"的声音。每日2次，每次至少20下，防止舌头、咀嚼肌退化。

（6）颈部牵拉运动：头前屈、后仰及头部旋转运动，早晚共2次，每天10～20分钟。可避免颈部活动受限。

● 鼻腔冲洗。

放射治疗会引起鼻腔内分泌物增加，每日坚持鼻腔冲洗，冲洗时注意如下内容：

（1）冲洗液为生理盐水或专用鼻腔冲洗剂，冲洗液量为500～1000 mL，水温为36～40 ℃，每日1～2次。

（2）冲洗时保持身体稍前倾，头稍偏向非冲洗侧，冲洗器放入鼻腔1～1.5 cm，水从鼻腔进入，从口腔或鼻腔流出，观察冲洗液颜色。

（3）冲洗时不能说笑或吞咽，不可用力过猛，出血时禁止冲洗，中耳炎或其他耳病时勿冲洗。

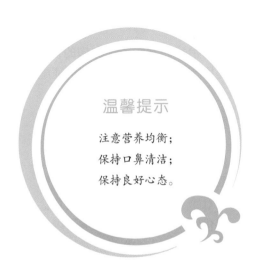

🧑‍⚕️ 就 医

急诊就医：

● 突发鼻腔大量出血。

门诊就医：

● 鼻腔有少量出血。

● 口咽部疼痛加重，并影响进食。

● 照射区域皮肤愈合不佳。

● 伴有体重下降、食欲减退等。

温馨提示

注意营养均衡；

保持口鼻清洁；

保持良好心态。

十一、妇女疾病

盆腔炎性疾病

盆腔炎性疾病是指女性上生殖道的一组感染性疾病，主要包括子宫内膜炎、输卵管炎、输卵管卵巢脓肿、盆腔腹膜炎。炎症可局限于一个部位，也可同时累及几个部位，最常见的是输卵管炎及输卵管卵巢炎。

观察要点

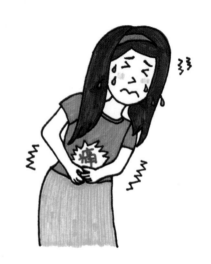

- 下腹痛，腹痛为持续性、活动或性交后加重。
- 阴道分泌物增多，有脓性臭味。
- 寒战、高热、头痛、食欲缺乏等。
- 恶心、呕吐、腹胀、腹泻等消化系统症状。
- 下腹部包块。
- 尿频、尿痛、排尿困难、里急后重感、排便困难等。

居家用药

- 药物治疗为盆腔炎性疾病的首选方式，根据医生指导口服抗生素，按时足量足疗程用药，中药治疗时强调辨证施治。

居家日常

- 保持心情舒畅，避免焦虑、熬夜。
- 取半卧位休息，有利于炎症局限。
- 注意个人卫生，每天清洗外阴，不使用肥皂或市面上外用清洁用品清洗外阴，不穿化纤质地或紧身型内裤，内裤每日更换。
- 治疗期间禁止性生活、盆浴、游泳等。

居家饮食

 进食高热量、高蛋白、高维生素的食物，如牛奶、鱼类、蛋类、蔬菜。发热时多饮水。

 戒烟戒酒，不吃油炸、辛辣、生冷、高糖类食物。如冰激凌、辣椒、蒜、蛋糕等。

居家康复

- 加强身体锻炼，进行户外活动，增强免疫力，如走路、慢跑等。
- 有尿道炎症症状的，建议每日喝水2000~3000 mL，促进尿液的排出，起到对尿道冲刷的作用。
- 盆底肌肉训练：提肛运动，用最大力度收缩肛门和阴道3~5秒，然后放松3~5秒，每天做150~200次。

就 医

急诊就医：
- 出现剧烈腹痛，或腹痛突然加剧。
- 出现寒战、高热、头痛等。
- 出现尿频、尿痛、排尿困难等。

门诊就医：
- 下腹隐痛。
- 阴道分泌物有异味。
- 出现恶心、呕吐、腹胀、腹泻等消化系统症状。

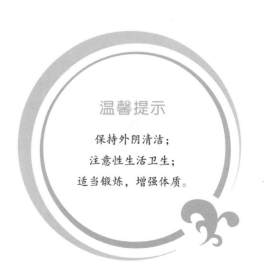

温馨提示

保持外阴清洁；

注意性生活卫生；

适当锻炼，增强体质。

子宫脱垂

子宫脱垂是指子宫从正常位置沿阴道下降，宫颈外口达坐骨棘水平以下，甚至子宫全部脱出于阴道口以外。子宫脱垂常合并有阴道前壁和后壁膨出。

观察要点

- 有无脓性阴道分泌物、出血。
- 有无下腹部坠胀、腰骶部酸痛。
- 阴道口有无脱出物。
- 有无漏尿情况。
- 有无排尿困难、尿失禁、大便困难。

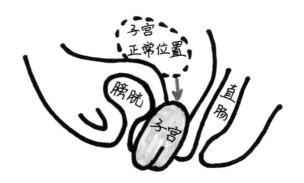

居家用药

- 治疗局部炎症，按医嘱使用抗生素及局部涂含雌激素的软膏。
- 长期慢性咳嗽者及时治疗。
- 必要时使用缓泻剂预防便秘。

居家饮食

- 进食补气养血的食物：山药、桂圆、枸杞、猪肝、甲鱼等。
- 进食富含优质蛋白的食物，如牛奶、鸡蛋、鱼类。
- 多食含维生素A、维生素C、维生素E的新鲜蔬菜水果，如包心菜、胡萝卜、苹果。

- 戒烟戒酒，忌食辛辣、油炸食物，少喝浓茶和碳酸饮料。

(人) 居家日常

- 保持外阴清洁，每日温水清洗。
- 选择宽松棉质内裤，避免子宫颈与内裤摩擦。
- 合理安排休息和工作，保证充足的睡眠。避免增加腹压的动作，如拖地、抱小孩、提举重物。
- 保持大便通畅，避免排便用力。

(人) 居家康复

- 正确进行盆底肌肉锻炼，盆底肌肉收缩3秒以上后放松，每次10~15分钟，每日2~3次。

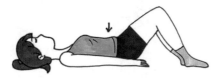

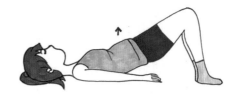

(人) 就 医

门诊就医：
- 宫颈及阴道壁有溃疡、出血。
- 宫颈及阴道壁有脓性分泌物。
- 出现排便、排尿困难，如尿频、尿潴留、尿路感染。

温馨提示

产后避免重体力劳动；
避免长期站立或下蹲，
用力排便等增加腹压的动作；
早期盆底康复训练，促进康复。

乳腺癌

乳腺癌是一种女性常见疾病，主要是由于乳腺组织出现低分化改变所导致的，可能会有乳房疼痛、乳房肿块等异常症状，而且乳头会出现溢液及乳头凹陷、乳晕橘皮样改变等表现。以手术治疗为主，辅以化学药物、内分泌、放射、生物等治疗措施。

观察要点

- 术后因切口较大，愈合时间长，应做好切口护理，观察有无红、肿、热、痛及渗血渗液等情况。
- 使用弹力绷带加压包扎者，观察有无胸闷、气短和呼吸费力等，还需观察患侧手指颜色，有无发黑、发紫。
- 身体是否出现新的肿块、乳晕橘皮样改变、腋窝感觉不适等。

看大小.形状.皮肤颜色.乳头

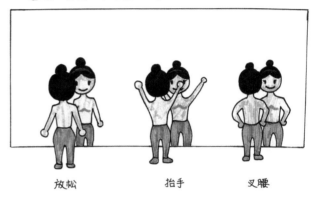

放松　　　抬手　　　叉腰

居家用药

根据医生指导坚持长期用药，切勿擅自改变药量。
- 正确使用内分泌抑制药物，一般需要服药 5～10 年。
- 做好避孕措施，以工具避孕为宜。

居家饮食

- 低脂肪，富含高蛋白为宜。如鸽子、泥鳅、瘦肉。
- 富含胡萝卜素的果蔬，如木瓜、石榴、橙子等。
- 多维生素、多酚类、硫甙类物质，如蘑菇、荠菜、南瓜等。

- 戒烟戒酒，不吃难消化的食品。禁食含雌激素的食物，如蜂王浆、蜂蜜等。

👤 居家日常

- 争取家人的情感支持，倾听内心想法，通过语言或行为安抚鼓励。
- 若需穿戴义乳，找专业的义乳公司选择购买适合的义乳和义乳胸罩。
- 阅读获取乳腺癌的知识，参加病友联谊会。
- 避免患侧抽血、量血压、打针及针灸；尽可能将患侧肢抬高；避免穿戴紧身衣物、手表或首饰；胸罩应该松紧适度，不要有钢丝；避免患侧背皮包、提重物。

🏃 居家康复

- 平躺时，患侧用枕头垫高手臂，做握拳、手腕旋转绕圈、手肘弯曲伸直、绕肩运动。不要高举手臂或扩胸。
- 站立时，患侧胳膊用三角巾吊于胸前，有计划做肢体运动训练。
  (1) 扩胸运动：双手于胸前握紧，将手慢慢提高至额头高度，再双手缓慢地往上提至头顶，然后将双手缓慢地往下到头后。
  (2) 扣背后纽扣运动：将双手放在背后呈稍息动作，然后用健侧的手抓住患侧的手，在背部慢慢往上移动，在所能达到的最高位置，维持1分钟。
  (3) 爬墙运动：将身体面对墙壁约一个手臂的距离，将手掌贴在墙壁上往上爬升。建议在每次无法忍受的程度的最高处。
  (4) 手臂绕圈运动：将患侧手臂举起与肩膀同高，然后缓慢地画小圆圈，再逐渐将圆圈扩大，直到自己所忍受的极限为止，每次至少要做10次的绕圈。

👨‍⚕️ 就 医

急诊就医：
- 胸部创口肿胀，可触及波动感，或伴有创口渗血渗液。
- 引流管意外脱落等情况。

门诊就医：
- 患肢有发红、发热或异常肿痛时。
- 在化疗、放疗等期间需要定期复查血常规和肝肾功能。
- 随访非常重要，时间应严格根据医生指导，终身随访。

温馨提示

积极参加活动，保持心情愉悦；
坚持康复训练，恢复肢体功能；
术后5年内避免妊娠；
坚持定期复查至终身。

宫颈肿瘤

宫颈肿瘤是指发生在宫颈阴道部或移行带的鳞状上皮细胞及宫颈管内膜的柱状上皮细胞交界处的肿瘤。是常见的妇科肿瘤之一。最常见的症状为阴道不规则出血和白带增多。

观察要点

- 阴道出血情况，尤其是绝经后出血更应注意，关注出血的颜色、量及性状。
- 白带异常，白带可呈白色和血性，淡黄，稀薄如水样，也有为黏液、米泔样，有腥臭味。
- 疼痛，是持续性还是阵发性，有无放射性。
- 持续体重下降、贫血、发热等情况。
- 大便次数增多、稀便、血便或者黏液便等情况。
- 尿急、尿频、尿痛或排尿困难，关注尿色，观察有无血尿。

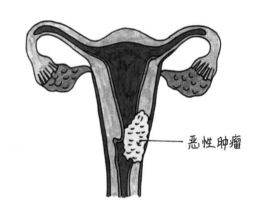

恶性肿瘤

居家用药

- 观察药物不良反应，如出现恶心、呕吐、头痛、头晕等不适，及时联系主管医生处理或去当地医院就诊。

居家饮食

营养支持，多吃富含高蛋白、高维生素、易消化的食物。

- 少量多餐，多摄入富含蛋白质类和乳品类食物，包括鱼、虾、蛋、肉类、豆类及乳制品。多吃新鲜蔬菜、水果、谷类等食物。常吃具有抗肿瘤作用的食物，如南瓜、胡萝卜、芦笋、大蒜、洋葱等。

- 戒烟，禁吃辛辣、过热、腌制、霉变、熏烤食物等。

居家日常

- 保持乐观情绪，避免焦虑，家人多交流给予关心支持，树立信心，共同面对未来的生活。
- 阴道冲洗。

  用温水或者中成药冲洗阴道，每日1次，坚持1~2个月，之后无特殊情况可改每周冲洗1~2次，坚持2年，可以减轻阴道粘连及闭锁。冲洗过程中，动作要轻柔，防止引起疼痛或出血。冲洗液的温度一般为37 ℃为宜。月经期、妊娠期及阴道出血时忌冲洗。

- 性生活。

  术后3个月左右可恢复性生活，以防止阴道狭窄和粘连。性交困难，如干燥或疼痛者可用润滑剂。

- 注意个人卫生，保持会阴清洁。

居家康复

- 选择运动强度较低的体育锻炼方式，如散步、打太极等有氧运动。
- 鼓励进行提肛锻炼以增加阴道肌肉张力。

就 医

急诊就医：
- 突发阴道大量出血、脓血大便。
- 出现剧烈腹痛，或腹痛突然加剧。

门诊就医：
- 持续性的腹痛，且症状逐渐加重。
- 阴道异常流液或出血。
- 尿频、尿急。
- 定期复查：2年内每3个月复查1次，2到5年内每半年复查1次，5年后每年复查1次。

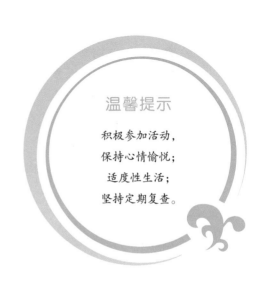

温馨提示

积极参加活动，
保持心情愉悦；
适度性生活；
坚持定期复查。

十二、其 他

造口居家护理

正常的造口外观：红或粉红色圆形，黏膜表面光滑、潮湿，高度为 1.5~2.5 cm，周围皮肤平整。

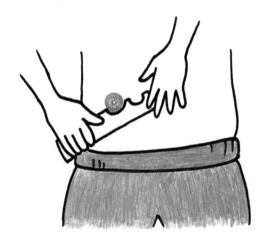

观察要点

- 更换造口袋时，查看造口的颜色，造口有无凸出或回缩（低于皮肤表面），造口周围皮肤有无红肿、痒痛、破溃等情况。
- 清空造口袋排泄物时，查看排泄物是否正常，有无血便、便秘、腹泻或血尿，有异常及时到造口门诊就医。

居家饮食

 食物新鲜、均衡饮食，规律进餐，保持适宜的体重。多喝去脂奶或酸奶，食用含叶绿素高的蔬菜如莜麦菜、小青菜、茼蒿等深绿色蔬菜，有助于控制粪臭。尝试某种新食物时，最好不要一次进食过多，无不良反应时，下次再吃多些。注意食物的质量。

 禁忌油腻的食物，嚼口香糖、吸烟、进食易产气的食物，如豆类、卷心菜、芹菜、黄瓜、碳酸饮料、啤酒等；易产生异味的食物如洋葱、大蒜、蒜头等；易引起腹泻的食物如卷心菜、菠菜、绿豆、啤酒等。

(人) 居家日常

- 衣着：建议穿高腰、宽松的衣裤。避免穿紧身衣裤，腰带不宜扎在造口上，以免压迫或摩擦造口，影响肠造口的血液循环。
- 沐浴：无论是粘贴着造口袋还是脱下造口袋均能像正常人一样沐浴。造口如同口腔黏膜，是不怕水的，但不要用力擦洗或碰撞，应避免强水流冲击造口处。
- 旅行：可以外出旅游，建议选择近距离的地方，以后慢慢增加行程。携带比平时较多量的造口袋，以便随时更换。
- 怀孕与生育：造口对妊娠的影响不大，但在中后期，可能会造成大便秘结，可通过改变体位减轻子宫对肠段的压迫，也可采用造口灌肠法帮助排便。

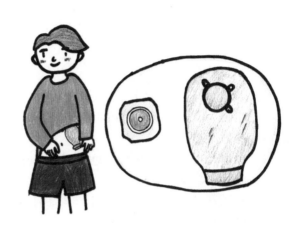

(人) 居家康复

- 鼓励患者参加病友联谊会，相互交流造口更换技巧。
- 锻炼与运动：选择合适的运动，如打太极拳、散步、做体操、慢跑、练气功等，避免剧烈的运动如拳击等，以免损伤造口。
- 身体康复后可逐渐恢复工作，但应避免重体力劳动，提重物。

(人) 就　医

- 腹痛、腹胀，造口停止排气排便。
- 造口黏膜颜色异常改变。
- 造口周围皮肤发炎、破溃、有出血。
- 造口凹陷，造口黏膜低于皮肤表面。

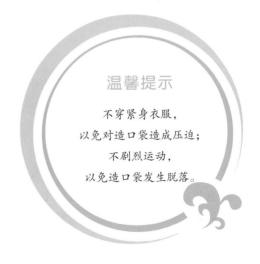

温馨提示

不穿紧身衣服，
以免对造口袋造成压迫；
不剧烈运动，
以免造口袋发生脱落。

肿瘤放射性治疗

肿瘤放射性治疗（放疗）是利用放射线治疗肿瘤的一种局部治疗方法。放射线包括放射性同位素产生的α射线、β射线、γ射线和各类X射线治疗机或加速器产生的X射线、电子线、质子束及其他粒子束等。

观察要点

- 放疗全身反应：有无头晕、乏力、失眠、纳差（食欲缺乏）、畏食、恶心、呕吐、腹胀、口淡乏味、骨髓抑制。
- 放疗局部反应：
  （1）照射野皮肤有无红斑、色素沉着、充血、水肿、痛、瘙痒、脱屑、水疱形成、糜烂等。
  （2）头颈部肿瘤放疗：有无口干、口咽疼痛、黏膜溃疡；有无脑水肿所致的头痛、呕吐、嗜睡等。
  （3）晚期放射性肺损伤：有无咳嗽及肺功能减退，往往在治疗后2~3个月出现，常因感冒而诱发急性发作。
  （4）放射性食管炎：有无吞咽困难加重，疼痛烧灼感。
  （5）放射性肠炎：有无肠鸣音增强、腹痛和水样腹泻，有时有黏液血便，里急后重等症状。
  （6）放射性膀胱炎：有无尿频、尿急、尿痛或排尿困难，伴终末血尿等。
  （7）心脏放射反应：有无发热、胸闷、心悸、心前区疼痛。

居家用药

- 一般患者要结合化疗方法，药物服用注意事项详见化疗章节。

居家日常

- 规律生活，保证充足的睡眠，避免疲乏和情绪波动，避免受凉、感冒。
- 照射野皮肤要保持局部清洁、干燥，避免阳光曝晒、冷热等物理刺激。
- 照射野皮肤避免贴胶布、涂膏药，不用刺激性的洗涤剂。
- 选择衣服宽大、柔软、吸湿性强的棉质内衣。

居家饮食

- 高蛋白、高维生素、高热量饮食，如牛奶类、蛋类、鱼肉、牛肉、新鲜蔬菜和水果等。
- 鼓励多饮水，每天饮用2000~3000 mL水，多排尿以促进毒素代谢。
- 食管癌患者进食微温流食或半流食，用餐后饮适量温开水，避免卧位，可坐位或缓慢行走30分钟。

- 忌饮浓茶、戒烟戒酒，忌食过热、过冷、过咸的食物，远离辛辣刺激的食物、油煎及过硬的食物，不要过多忌口。

居家康复

- 后装放射治疗患者放疗结束后6~12个月内仍需坚持冲洗阴道，防止阴道粘连。
- 宫颈癌患者放疗结束后2个月可恢复性生活。
- 鼻咽癌放疗患者长期鼻腔冲洗、张口、颈部"米"字操锻炼，放疗后3年内不拔牙。

就 医

急诊就医：
- 频繁的恶心呕吐或腹泻，突发腹痛、胸痛。
- 突发咯血、呕血、阴道大量出血、大量便血。
- 血化验示：白细胞 < $2.0×10^9$/L，血小板 < $25×10^9$/L，血红蛋白 < 50 g/L。

门诊就医：
- 出血乏力、皮肤瘀点瘀斑。
- 牙龈出血、血便、血尿等。

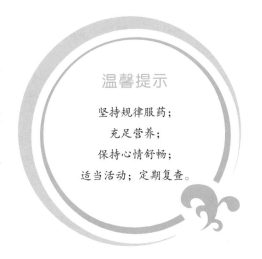

温馨提示

坚持规律服药；
充足营养；
保持心情舒畅；
适当活动；定期复查。

肿瘤化疗护理

化学药物治疗，简称化疗，是一种应用化学药物杀灭恶性肿瘤细胞或组织的治疗方法，以达到控制病情，解除症状的目的。化疗可单独使用或和其他治疗联合使用。

观察要点

- 有无恶心呕吐、腹痛腹泻、食欲下降等。
- 有无皮肤瘙痒、皮疹等过敏反应。
- 有无乏力、头晕、心慌、手足麻木等。
- 有无牙龈出血、血便（或黑便）、血尿（粉红色尿）等。
- 外周浅静脉化疗患者关注穿刺点局部皮肤有无红、肿、热、痛等。
- PICC管道是否固定妥善，穿刺点局部有无渗血、渗液，有无红肿、瘙痒，敷贴有无卷边，导管有无脱出，是否按时维护。

居家用药

在医生指导下，严格按剂量按时服药。

- 卡培他滨片宜饭后30分钟服用。
- 替膜唑胺胶囊宜空腹状态或半空腹状态下服用，如餐前、两餐之间或睡前服用。
- 口服化疗药宜整颗吞服，避免碾碎或掰开服用。
- 可以用勺子送入口，立即吞服，避免用手直接接触或接触口唇黏膜。皮肤或黏膜接触药物后需用水冲洗。
- 宜用温开水送服，避免用饮料、牛奶、酒、茶等送服。
- 服药后稍微活动或保持坐位30分钟，不宜服药后即卧床，以避免损伤食管黏膜。
- 用药期间多喝水，每天约2000~2500 ml，促进毒素代谢。
- 如果漏服药，建议至下一次服药时间再服用，并且只需服用当次剂量。
- 药物应避光、密闭、防潮、防热保存，药物存放应放至小儿接触不到的地方，避免小儿误食。

居家日常

- 保持心情乐观，家人多陪伴，与朋友多交流。
- 保证充足的睡眠，避免疲乏和情绪波动，避免受凉、感冒。
- 可以参与轻体力活动，如扫地、洗衣服等。

居家饮食

均衡饮食，根据喜好提供多样化、易消化、营养丰富的食物。

- 高蛋白、高维生素的饮食，如牛奶类、蛋类、鱼肉、牛肉、新鲜蔬菜和水果等。

- 避免辛辣、油腻、生冷的食物，不吃和少吃烧烤、油炸、腌制、发霉、变质的食物。

居家康复

- 适当锻炼，选择强度较低的运动，比如慢跑、游泳、瑜伽等。

就 医

急诊就医：
- 频繁的恶心呕吐或腹泻，突发腹痛。
- 突发牙龈出血、血便、血尿等。
- 血化验示：白细胞 $< 2.0 \times 10^9$/L，血小板 $< 25 \times 10^9$/L，血红蛋白 < 50 g/L。

门诊就医：
- 恶心呕吐或腹泻用药后无明显缓解；头晕、乏力加重。
- 血化验示：白细胞 $< 3.5 \times 10^9$/L，血小板 $< 100 \times 10^9$/L，血红蛋白 < 110 g/L。

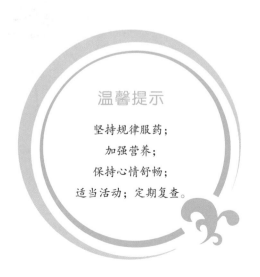

温馨提示

坚持规律服药；
加强营养；
保持心情舒畅；
适当活动；定期复查。

祝您早日康复！

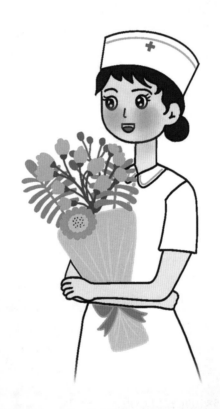

第二章 >>> COMMON HOME NURSING TECHNOLOGIES
常见居家护理技术

血压测量

微信扫一扫，观看操作视频！

　　血压是指血液在血管内流动对血管壁产生的侧压力，是人体的基本生命体征之一。

观察要点

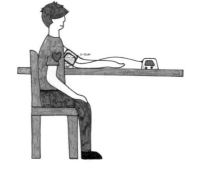

- 有无头晕、头痛、耳朵嗡嗡响、心慌、视物模糊、手脚麻木、疲乏无力等症状。
- 动态监测血压变化。

操作要点

推荐使用经过验证的上臂式医用电子血压计进行家庭自测血压。监测要点如下：
- 在起床后0.5小时到1小时内进行测量，一般在6～10时之间。
- 在服用高血压药物前、吃早饭前测量血压。
- 测量前要先排空小便。
- 测量姿势：坐位，双脚自然平放；上臂与胸壁成40°角放于桌上；袖带须与心脏保持同一水平；上臂捆绑袖带，袖带下缘距肘线2～3 cm，松紧能插入1～2指为宜。

注意事项

- 血压测量做到四定：定时间、定部位、定血压计、定姿势，做好日常监测记录。

就　医

- 出现头晕、头痛、恶心呕吐、耳朵嗡嗡响、失眠、视物模糊、夜间小便次数增加等症状时。
- 血压控制药效不如以前。
- 血压≥180/110 mmHg，并伴有剧烈头痛、恶心呕吐，或者突发言语不清和（或）肢体瘫痪。
- 突发神志改变。

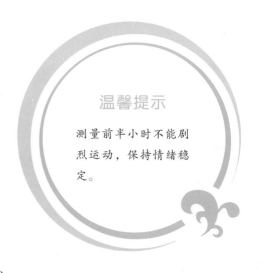

温馨提示

测量前半小时不能剧烈运动，保持情绪稳定。

血糖监测

血糖是指血液中葡萄糖的含量。血糖控制目标：空腹血糖 4.4~7.0 mmol/L，餐后 2 小时血糖 <10.0 mmol/L，糖化血红蛋白<7.0%。

微信扫一扫，观看操作视频！

观察要点

- 监测采血部位皮肤有无红肿、破损、硬结、瘀斑。
- 警惕酮症酸中毒症状，如明显口渴、易饿、全身无力、恶心呕吐、腹痛等。
- 警惕低血糖症状，如头昏、心慌、手抖、出冷汗等。

操作要点

- 清洁双手。
- 消毒：用酒精棉签消毒指尖，以采血点为中心，用转圈方式由内向外消毒，酒精待干。
- 安装试纸：将血糖试纸插入血糖仪，"嘀"一声，血糖仪自动开机。

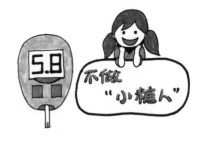

- 采血：取一次性采血针采血。
- 取血：用无菌棉签擦去第一滴血，轻挤手指，将血液滴满试纸测试区域。
- 按压：无菌棉签手指采血部位1~2分钟。
- 结果显示：等待几秒钟，监测的血糖值显示在屏幕上。

注意事项

- 每天监测 4 次血糖，分别是早上空腹，早餐后、中餐后、晚餐后 2 小时。每周测 1~3 天，将监测结果进行记录，以便复诊查看。
- 轮换采血部位，以免发生监测处皮肤红肿、硬结、瘀斑等。
- 监测时不要用力挤压指尖，以免造成测量结果不准确。
- 使用过的针头丢弃在加盖的硬盒容器中，送到社区或医院回收销毁。

温馨提示

轮换采血部位，
不要用力挤压；
血糖试纸避免受潮。

就 医

- 口渴明显、易饿、全身无力、恶心呕吐、腹痛等糖尿病酮症酸中毒症状。
- 头昏、心慌、手抖、出冷汗等低血糖症状。
- 突发神志不清、昏迷等。

家庭胰岛素注射

家庭胰岛素注射技术是指糖尿病患者经过治疗病情稳定脱离医院环境，返回社会或家庭后，为自己或家人注射胰岛素的技术。

微信扫一扫，观看操作视频！

观察要点

- 每周选择一天监测空腹和三餐后2小时血糖，必要时测餐前及睡前血糖，有不适症状随时监测。
- 注射部位有无硬块、疼痛、出血及瘀斑等。
- 体重有无增加。
- 有无低血糖表现：如头晕、眼花、心慌、手抖、双腿软弱无力、大量出冷汗、极度饥饿感。

操作要点

在糖尿病专科护士指导下，学会操作方法。

- 操作前先洗手。
- 取出胰岛素笔，核对胰岛素类型和注射剂量。
- 安装胰岛素笔芯，预混胰岛素注射前需充分混匀。
- 装上胰岛素针头，排空气将胰岛素剂量调整到所需的单位。
- 检查注射部位，避开硬结、脂肪增生的部位。
- 用75%的酒精棉签消毒注射部位皮肤。
- 正常体重和肥胖的成年人建议使用较短针头时（4 mm或5 mm），无需捏起皮肤，呈90°进针。使用较长针头时（≥8 mm），需要捏皮和/或45°角进针。
- 推注完毕后，针头置留至少10秒后再拔出。
- 取下针头，丢弃在加盖的硬盒容器中，送到社区卫生服务中心或医院回收销毁。

⚠ 注意事项

- 未开封的胰岛素在2～8 ℃的冰箱内冷藏保存，已开封的胰岛素常温下保存，避免日晒，有效期为28天。
- 注射部位需要经常更换，每次注射点之间间隔1 cm，在同一部位反复注射会产生硬结，使胰岛素吸收不良。
- 胰岛素注射针头不能重复使用。
- 胰岛素的注射时间需要听从医生指导。
- 注射胰岛素时，需提前准备好食物，未进食前不能参加剧烈运动。
- 平时随身携带小食品和糖尿病介绍卡。
- 发生低血糖时，应立即口服含糖类食品，可选择2～4块糖果或方糖，5～6块饼干，半杯果汁或含糖饮料，二调羹白糖或蜂蜜。服用上述食物10～15分钟后可缓解，如不缓解，应再进食一次，并立即送医院就诊。

就 医

- 无法纠正的反复低血糖。
- 血糖控制不达标，应及时就诊，调整胰岛素治疗方案。

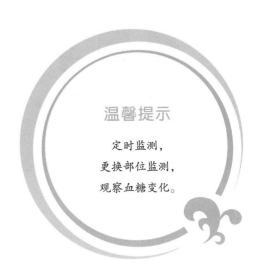

温馨提示

定时监测，
更换部位监测，
观察血糖变化。

糖尿病足护理

微信扫一扫，观看操作视频！

　　糖尿病足，指糖尿病并发了神经损害及各种不同程度血管损害，导致下肢踝关节及踝关节以下部位感染、溃疡、深部组织的坏死，俗称"烂脚"。

预防足部破损

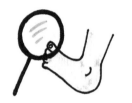

做好足部检查

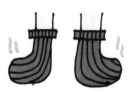

穿宽松透气鞋袜

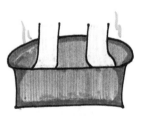

温水泡脚

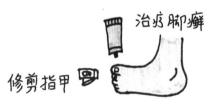

修剪指甲　　治疗脚癣

小心修脚！

观察要点

- 血糖有无控制在正常水平。
- 测量伤口的面积有无扩大，有无疼痛加重、渗液增多，伤口周围有没有发红、肿胀、疼痛。
- 间歇性跛行：出现行走困难，休息后难恢复，但再次行走或运动时又出现。
- 静息痛：主要出现在足趾部位，不运动的时候出现不同程度疼痛。
- 下肢感觉异常：有无麻木、刺痛或疼痛，感觉迟钝或丧失、足部苍白、足趾冰凉等。
- 皮肤营养改变：有无下肢皮肤干燥、脱屑，皮肤弹性减退、色素沉着。

🖐 操作要点

- 减轻压力：可考虑使用个性化鞋垫和鞋、拐杖、助行器。
- 溃疡保护：避免挤压伤口，每天观察伤口情况。
- 治疗足部真菌感染、足疣状突起、水疱、支架畸形。
- 学会简单的辅料更换，必要时请医生指导处理伤口，换药次数根据伤口情况而定。

⚠ 注意事项

- 保持足部清洁，养成每天检查的习惯。
- 洗脚时水温宜小于 37 ℃，避免烫伤，洗净后用浅色毛巾擦干脚趾间的水分，保持脚趾间干爽，足部皮肤干燥或有皲裂时，可使用含尿素的特殊皲裂霜。
- 避免使用热水袋及烤灯等取暖设备，避免赤脚走路，避免使用鸡眼膏，积极戒烟。
- 选择宽松、舒适、透气性良好的鞋袜，有条件可以选择减压鞋垫。
- 养成规律监测血糖的习惯，使血糖长期控制达标。
- 剪趾甲时应注意：避免剪得过短，不要到公共浴室修脚。

🧑 就　医

- 如果伤口出现红、肿、热等表现，即使你感觉不到疼痛，也应立即就医处理，很有可能是神经病变造成疼痛不敏感。

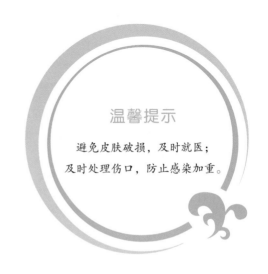

温馨提示

避免皮肤破损，及时就医；
及时处理伤口，防止感染加重。

PICC 维护

　　PICC（经外周静脉穿刺中心静脉置管）维护是指患者 PICC 置管后，为了预防导管感染、堵管和导管滑脱，需进行每周至少 1 次的 PICC 穿刺部位的皮肤消毒、敷贴更换及导管冲洗。

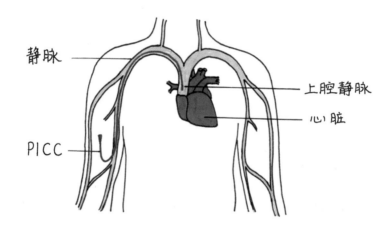

静脉

PICC

上腔静脉

心脏

🔍 观察要点

- 每日早晚穿脱衣服时，观察敷贴固定是否完善，有无潮湿、卷边。
- 导管刻度是否与穿刺时初始刻度一致。
- 导管内有无回血。
- 穿刺点及穿刺部位皮肤有无红肿、瘙痒、疼痛。
- 手臂有无肿胀。

⚠️ 注意事项

- 注意保护好导管，谨防脱出。
- 穿宽松衣物，穿脱衣服时注意先穿导管侧手臂，后脱导管侧手臂，穿脱时注意动作缓慢，防止将导管拉出。
- 导管侧手臂可做日常正常活动，避免拎重物及做大幅度的运动。
- 避免低头弯腰拾物，应下蹲拾物。
- 导管侧手臂避免测血压。
- 洗澡时注意保持PICC置管处干燥，可采用干毛巾+保鲜膜包裹或PICC淋浴保护套包裹，避免潮湿。
- 了解自己所携带的导管是否为耐高压导管，非耐高压导管禁止高压注射造影剂。
- 导管侧手臂每日捏握力球500~600次，以促进血液循环，预防血栓形成。

👤 就　医

- 导管滑脱出刻度大于3 cm，导管破裂、断裂。
- 敷贴卷边、潮湿、松脱等固定不良。
- 手臂肿胀，穿刺点红肿、疼痛、渗血、渗液或有脓液流出，皮肤皮疹瘙痒。
- 体温高于38 ℃。

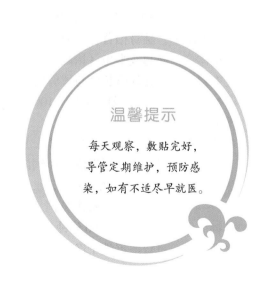

温馨提示

每天观察，敷贴完好，导管定期维护，预防感染，如有不适尽早就医。

鼻饲护理

  鼻饲是用于不能经口进食的患者，将胃（肠）管经鼻子插入胃内或肠内，从管内灌入水、药物和流质食物的方法。

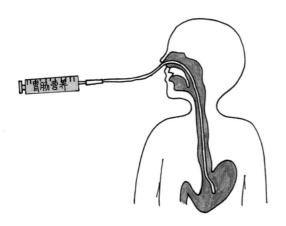

观察要点

- 鼻子及脸颊胶布固定处的皮肤有无破损。
- 有无恶心、呕吐、腹痛、腹胀、腹泻等情况。
- 有无呼吸困难、咳嗽、咳痰等情况。

操作要点

- 鼻饲前准备好37 ℃左右的温开水、流质食物或药物，毛巾、纸巾及胃灌器。
- 鼻饲前洗手，翻身拍背，必要时吸净痰液。协助排空大小便。
- 调整体位，坐起或半坐（抬高床头至少30°）。将毛巾垫在患者胸前。
- 检查胃（肠）管外露长度与置管时初始刻度一致、无松动或盘于口腔。
- 回抽胃（肠）管，残留量大于100 mL，应延缓鼻饲，残留量大于200 mL，暂停鼻饲。
- 鼻饲液再次用手腕内侧皮肤测温，感觉温热为宜。确认无异常后，用胃灌器缓慢注入20 mL温开水后缓慢灌注鼻饲液。
- 鼻饲结束后，再灌注30 mL温开水冲管。
- 每2～4小时鼻饲1次，每次鼻饲量不超过200 mL。
- 鼻饲后保持半卧位30～60分钟后再恢复平卧位，以防内容物返流。
- 整理用物，将胃灌器洗干净。

⚠ 注意事项

- 鼻饲液为流质，可以用牛奶、豆粉、奶粉、藕粉、米粉、鸡蛋、鸡汤、豆浆等配置。也可以把水果、蔬菜、鸡蛋、豆腐、馒头、肉等食物用电动搅拌器进行搅拌，搅拌成均匀的浆液。
- 鼻饲液现配现用，配置过程中避免污染。
- 配置鼻饲溶液时，新鲜果汁与奶液要分开配置，防止产生凝块。
- 鼻饲液与药物分开鼻饲。
- 口服药应碾碎，充分溶化再注入胃（肠）管，以防堵管。控释片及咀嚼片类药物不宜碾碎鼻饲，以免影响药效。
- 鼻饲前后用10～30 mL温水冲管，避免食物、药物残留管内。
- 鼻饲时出现咳嗽，立即停止鼻饲，头偏向一侧。
- 当出现饥饿感、头晕、乏力、心慌、大汗淋漓等表现时，可能出现了低血糖，应立即鼻饲含糖食物。
- 用弹性棉柔胶布妥善固定胃（肠）管在鼻子及脸颊处。
- 对神志不清的患者应适当使用约束手套，防止意外拔管。
- 翻身或转移患者时，检查导管是否被牵拉。
- 如发生堵管，可用可乐20～30 mL冲洗管子。
- 保持口腔清洁，每日清洁口腔2次。
- 听从护士指导，在规定时间内更换胃（肠）管。

👤 就　医

- 胃（肠）管发生堵管、脱管。
- 出现呃逆、恶心、呕吐。
- 出现胸闷气闭、咳嗽咳痰增加，咳出鼻饲液颜色的痰液。
- 回抽胃（肠）管，抽出红色、褐色、咖啡色的液体。

温馨提示

保持管道通畅；
固定妥当，防止拔管；
合理喂食，避免堵管；
定期返院更换胃（肠）管。

家庭氧疗

家庭氧疗是指患者可在家中进行自助给氧的方法。根据供氧装置不同，可分为制氧机氧疗法、液氧罐氧疗法、机械通气给氧法，最常见的是制氧机氧疗法。

微信扫一扫，观看操作视频！

观察要点

- 胸闷气闭有无改善。
- 面色口唇有无发紫。

操作要点

- 检查家庭供氧装置设备是否完好，吸氧管及湿化水连接是否正确。
- 打开供氧装置开关。
- 根据医生指导，调节合适的氧流量，固定吸氧管。
- 给氧流量：1~2 L/分钟是最合适的，坚持低流量低浓度给氧。
- 停止吸氧时，先摘下吸氧管，再关开关。
- 使用制氧机需详细阅读机器说明书再使用。

注意事项

- 每天早晚室内开窗通风30分钟。
- 禁止在制氧机周围吸烟、用火。
- 每天更换湿化水及吸氧管，湿化水可以选用凉开水或者纯净水。
- 使用液氧罐，防止倾倒，避免阳光暴晒，不能在房间用火。

就医

- 突发呼吸困难，胸闷气闭症状加重，吸氧不能缓解。
- 极度疲乏、心慌、胸痛等。
- 神志不清、胡言乱语等。

温馨提示

定时吸氧，氧流量合适；
注意用氧安全；
保证有效用氧。

缩唇呼吸训练

微信扫一扫，观看操作视频！

缩唇呼吸训练是肺康复锻炼方法之一，适用于慢性呼吸道疾病如慢性阻塞性肺疾病、支气管哮喘、慢性肺源性心脏病、慢性呼吸衰竭患者。通过缩唇形成的微弱阻力，延长呼气时间，增加气道压力，延缓气道塌陷，利于气体排出，帮助建立有效的呼吸方式，改善缺氧，改善肺功能。

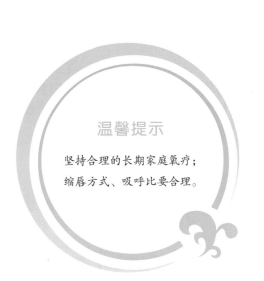

观察要点

- 有无呼吸费力。
- 有无面色、口唇发紫。

操作要点

- 取坐位或者卧位。
- 在吸气时如闻花香样闭上嘴巴用鼻子吸气，呼气时嘴唇如口哨状，通过缩窄的口唇，缓慢呼气。
- 吸呼比达到 1：2 或者是 1：3 为宜，也就是说当吸气 3 秒的时候，需要花 6 秒钟的时间进行呼气，每天训练 3 次，每次训练 10 ~ 20 分钟。

注意事项

- 缩唇口形大小和呼气量以能使距离口唇 15 ~ 20 cm 处的蜡烛火焰随气流倾斜，不至于熄灭为适度。
- 训练强度循序渐进地增加，次数由少到多，时间由短及长。

就 医

- 呼吸困难症状加重或经吸氧不能改善。
- 持续或反复咳嗽咳痰，且症状逐渐加重。

温馨提示

坚持合理的长期家庭氧疗；
缩唇方式、吸呼比要合理。

雾化吸入

雾化吸入法是利用高速氧气气流，使药液变成雾状，再由呼吸道吸入，达到稀释痰液、消除炎症的治疗目的。最常见的居家雾化吸入是超声波雾化和压缩雾化。

微信扫一扫，观看操作视频！

观察要点

- 雾化吸入前是否有胸闷气闭、呼吸困难、咳嗽咳痰。
- 雾化吸入过程中观察呼吸节律，呼吸过快会导致眩晕或恶心，有无眼球发胀感、面色口唇有无发紫。
- 雾化吸入过程中观察出雾情况。

操作要点

- 检查雾化吸入装置设备是否完好，雾化吸入连接管是否正确。
- 雾化药物倒入雾化器内。
- 雾化吸入时取半卧位、坐位。
- 打开雾化吸入装置开关。
- 调节雾化量，固定连接管，含住雾化器含嘴。
- 雾化时用嘴深吸气，然后屏气1~2秒，再用鼻子缓慢呼气。
- 停止雾化吸入时，先摘下雾化吸入连接管，再关开关。
- 结束后，清洗雾化器、口含嘴、连接管，晾干备用。
- 用温开水漱口，擦拭嘴边的残余药液。

注意事项

- 定期更换雾化吸入面罩及连接管。
- 雾化吸入时间一般是10~20分钟。
- 如果出现频繁咳嗽、烦躁不安、面色苍白等不适，应立即停止。

就 医

- 持续性、刺激性的呛咳，口周皮肤出现水肿、充血，瘙痒明显或有皮疹等过敏表现。
- 雾化吸入3天后，症状未改善者。

温馨提示

稀释痰液，减轻炎症；
配合拍背，有效咳嗽，
促进痰液排出。

有效排痰

咳嗽咳痰是呼吸系统疾病的常见临床表现，分泌过多的痰液可以加重感染，阻塞气道，引起喘憋，严重时导致窒息，甚至出现生命危险。人工叩背排痰法是居家常见方法，通过叩击背部，促进附着在气管、支气管以及肺内的分泌物松动，再由咳嗽排出。

微信扫一扫，观看操作视频！

观察要点

- 咳嗽咳痰、呼吸次数过快、节律不规则等，痰的颜色、量。
- 有无呼吸困难，胸闷气闭，口唇、甲床发紫发黑。
- 神志有无变化。

操作要点

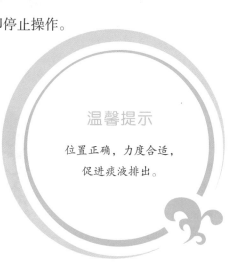

- 叩背排痰时机：餐前30分钟或餐后2小时。
- 体位：取端坐位或侧卧位。
- 手法：操作者手指弯曲，五指并拢，手指屈曲，手背隆起，使用腕关节的力量，轻柔、迅速地叩击；由下至上、由外至内叩击，避开乳房和心脏，勿在脊柱、骨突部位进行；每分钟120～180次，每次3～5分钟，力度均匀一致。
- 叩背结束后，教会患者深吸气再用力咳痰。咳嗽时身体略向前倾，腹肌用力收缩、深吸气后屏住气吸3～5秒再用力咳嗽，重复数次。

注意事项

- 叩背过程中如有呼吸困难、面部发紫等立即停止操作。
- 叩背的次数应根据患者的情况而定，若痰液多，可增加次数。
- 拍击力度要适中，避免力度过大导致疼痛或皮下出血。

就 医

- 咳痰困难、胸闷气短。
- 突发的呼吸困难，喘鸣。
- 面色、口唇、肢端出现发紫、发黑。
- 躁动不安、神志变化等。

温馨提示

位置正确，力度合适，
促进痰液排出。

呼吸道隔离技术

　　呼吸道隔离技术是指细菌或病毒经呼吸道传播的疾病所采取的隔离方法，适用于流感、麻疹、水痘等疾病。它包括戴口罩、勤洗手、开窗通风、室内喷洒消毒液或紫外线照射等。

操作要点

- 佩戴前洗手。取出口罩，分辨口罩正反面，佩戴时确保口罩盖住口鼻和下巴，鼻夹要压实。
- 进行区域划分，将患者单独隔离在一个房间，如确需要和家人接触时，需要保持1m以上距离，并佩戴好口罩、做好手消毒和开窗通风等。
- 患者停留过的地方进行消毒，如喷洒酒精等。
- 患者使用专用碗筷，使用过的碗筷置入沸水中煮沸 2~5 分钟，被褥放太阳下暴晒 3~6 小时。
- 患者使用后的卫生纸及时丢弃，并使用单独带盖的垃圾桶存放，痰液需要焚烧处理。
- 勤洗手、勤开窗、勤通风。每天上午、下午各开窗通风 1 次，每次通风至少 30 分钟，保持房间空气清新。
- 患者每日监测体温。

1.打开口罩

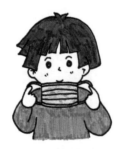

2.双手推往脸靠

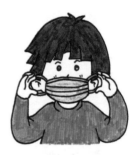

3.双手上下拉口罩

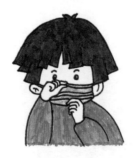

4.金属边边按压好

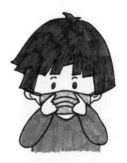

🔍 观察要点

- 有无发热、怕冷发抖。
- 有无咳嗽咳痰、鼻塞、流涕、头痛、乏力。
- 有无胸闷气闭、呼吸困难。
- 有无恶心呕吐、腹痛、腹泻。

⚠️ 注意事项

- 口罩累计佩戴时间超过8小时需及时更换，口罩出现脏污、变形、异味随时更换。
- 规律作息，保证充足的睡眠和适当的活动，如慢走、拉伸等。
- 保持良好情绪，通过不同方式多与外界沟通，如打电话、视频等。
- 保证足够的营养，给予高热量、高蛋白、高维生素饮食，多吃蔬菜、水果，多饮水。

👤 就 医

- 服药后，体温仍持续高热不退，感觉忽冷忽热、发抖、全身酸痛。
- 咳嗽咳痰明显，呼吸困难等症状加重，服药后症状未改善。
- 出现恶心呕吐、腹痛、腹泻。
- 原有基础疾病加重，如心脏病、慢性阻塞性肺疾病、脑梗死等症状较前明显，服药后未改善。

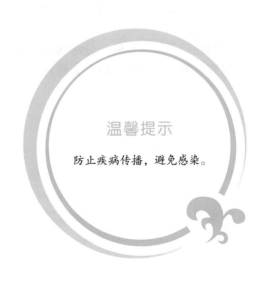

温馨提示

防止疾病传播，避免感染。

气管切开护理

气管切开护理是为气管切开术患者提供切开局部和气道的护理。目前临床上常见的气管套管有金属气管套管（部分喉）、一次性塑料气管套管、金属全喉套管等。

微信扫一扫，观看操作视频！

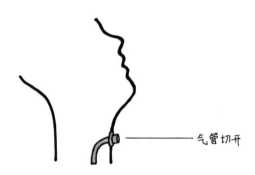

气管切开

观察要点

- 呼吸是否通畅、面色口唇是否红润。
- 是否有咳嗽咳痰，查看痰液的性质和量。
- 气管切开套管位置是否居中，塑料气管套管气囊充盈度是否适宜，固定系带是否适宜。
- 气切伤口是否有红肿、分泌物及皮下血肿。
- 气管套管是否通畅，防止套管内痰痂形成。

注意事项

- 每日摄入液体量在2500 mL以上，保持室内温度21～24 ℃，湿度50%～60%，可防止痰液干燥堵塞气切套管引发窒息。
- 吸痰、换药、更换气切套管等操作时注意无菌操作，操作前后需洗手。
- 尽量减少外出到人群密集的公共场合，避免感冒及增加感染的概率。
- 饮食种类宜多样，增加蛋、奶、鱼、肉、豆类等摄入，多食胡萝卜、南瓜等富含维生素A的蔬菜，可增加呼吸道黏膜抵抗力；避免辛辣刺激或过硬食物，以防误咽或诱发呛咳。
- 适度活动，注意休息，避免劳累。

操作要点

- 每天观察气管切开处皮肤及纱布的清洁情况，气管切开处换药一般每日2次，使用专门的气管切开纱布进行更换，纱布潮湿或污染时及时更换。
- 每2小时翻身拍背1次，拍背时手掌呈空杯样，由内向外、由下到上拍背，拍背结束后鼓励患者深呼吸、咳嗽，防止肺部感染和肺不张等并发症。
- 咳嗽能力好的患者，鼓励自行将痰液咳出，剧烈咳嗽时应用手固定套管，避免套管滑脱。
- 咳痰能力不好的患者，按需吸痰，水泡音是吸痰的一个特定指标，先吸净口腔内的分泌物，再佩戴一次性无菌手套，吸气切套管内的痰液。吸痰过程中，注意观察面色口唇及血氧饱和度情况。
- 气管切开内套管清洗消毒每日2次，需备用一套内套管循环使用。取下的内套管先用棉签和流动水洗净，金属内套管用沸水煮沸消毒20分钟，塑料内套管使用3%的过氧化氢浸泡30分钟左右，再用灭菌水冲洗干净备用。无内套管的塑料套管无法消毒，需及时吸痰防止堵管。
- 带有气囊的塑料套管需每天检查气囊压力，用手触摸气囊，气囊压力硬度以鼻尖硬度为宜。
- 做好气道湿化，通常采用持续氧气雾化吸入的气道湿化，痰液稀薄时，可以间歇湿化。
- 气管切开患者口腔清洁每日3次，口腔护理液通常采用氯己定漱口水。

就 医

- 出现痰液异味伴发热时需及时就诊。
- 面色、口唇、甲床出现发紫、发黑，呼吸次数减慢，血氧饱和度下降，心跳和血压升高，出汗等症状。
- 吸痰管无法进入气切套管内，气管切开处无气流，此时患者可能出现痰痂堵塞气管套管的情况，在湿化和吸痰的同时拨打120急救电话，立即就医。
- 气切套管完全脱出或部分脱出，立即就医。
- 气管切开处皮肤出现红、肿、痛、皮温高、伤口周围出现黄绿色的分泌物时，立即就医。

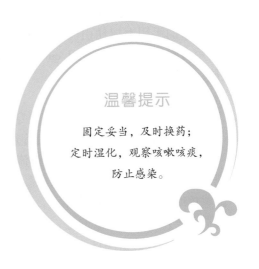

温馨提示

固定妥当，及时换药；
定时湿化，观察咳嗽咳痰，
防止感染。

117

腹部引流管护理

腹部引流管是外科术后常见引流管,用于引流腹腔的积液、积血、脓液等。根据引流管放置的部位及目的不同,可分为腹腔引流管、T管、经皮肝穿刺胆道引流（PTCD管）及各类腹腔穿刺管等。

操作要点

- 妥善固定很重要,请认真阅读以下操作方法:
  （1）手术时,医生会用缝线将引流管固定在皮肤上。
  （2）患者或家属用弹力胶带（敷料贴）将引流管再次固定于皮肤上。
那如何剪敷料贴呢?
  ①先剪一块约5 cm×5 cm的弹力胶带。
  ②将弹力胶带对折,用剪刀在距离右侧边缘的地方剪一条长1 cm的线。
  ③同样的方法在左边也剪一条长1 cm的线。
  ④将弹力胶带展开,沿着折痕上下各剪1 cm。
  ⑤贴的时候注意先塑形,使其中间高高抬起,再分别贴左右两边。
- 保持引流通畅,避免引流管扭曲、打折,为防止引流管堵塞,可以间断地挤压引流管,具体操作请参照以下两种方法。
方法一:
  双手衔接挤压法:适用于腹腔引流管、T管等较粗的引流管。两手前后相接,靠近腹壁的手用力捏住引流管,使其闭塞并固定,另一只手的食指、中指及大拇指用力向远端滑行15～20 cm,挤出引流管里的液体和气体,使引流管内充满负压,先松上手,再松下手。
方法二:
  双手交替挤压法:适用各类腹腔穿刺管、PTCD管等较细的引流管。双手握住距引流管口处10～15 cm的引流管部分,用拇指和食指挤压引流管并用中指反折,两手交替,自上而下挤压引流管15～20 cm,使其充满负压。
- 观察引流液变化,注意引流液的颜色、性质及量。T管、PTCD管的引流管颜色为金黄色或者墨绿色的胆汁样液,腹腔引流管为黄色或者淡血性液为正常,每天倾倒引流液并记录引流液的量,回院复诊时将记录的量交给医生参考。
- 保持引流装置的密闭性,定期到医院更换引流袋（普通引流袋每周更换2次,抗反流引流袋每周更换1次）,每次更换后在引流袋上写上日期。

🔍 观察要点

- 引流管的位置和管道外露情况，关注缝线有无脱落。
- 有无腹胀、发热，引流管腔有无阻塞。
- 引流液的颜色、量、气味及有无残渣等。
- 引流管周围皮肤有无红肿、皮肤损伤，敷料有无渗血、渗液等。

⚠ 注意事项

- 穿着：穿宽松柔软的衣物，以防引流管受压。
- 洗浴：选择擦浴，并用塑料保鲜膜覆盖引流管口处，避免发生感染。
- 活动：
  - （1）起床或翻身时：先将引流管妥善固定，避免拖、拉、拽等，以防脱管，翻身时尽量往带管侧翻身，有利于引流液流出。
  - （2）站立或行走时：引流袋可用别针固定于衣服下角，引流袋不可高于引流管口平面，以防逆行感染。
  - （3）日常活动时：应避免提取重物或过度活动。
- 意外脱管：立即捏住脱管部位的皮肤，或用干净的纱布覆盖住洞口，防止气体及细菌进入体内发生感染。
- 拔管：医生根据复诊时的引流情况判定是否拔管。

🏥 就 医

- 发生意外脱管。
- 引流液发生变化，如黄色引流液转为血性液，澄清液变成浑浊液，引流液有粪臭味，引流液忽然增加或者减少。
- 置管处伤口的敷料渗液严重或者渗血，敷料有松动。
- 置管处皮肤出现了红肿热痛等感染的迹象。
- 置管处引流管与皮肤上的缝线脱落。
- 带管期间或者拔管后有畏寒、发热、腹痛等情况。

温馨提示

妥善固定导管，避免脱管；
保持引流通畅，避免堵管；
无菌操作，避免感染。

胃造瘘护理

微信扫一扫,观看操作视频!

胃造瘘是指通过手术植入管道使胃内部和外界相通,然后通过管道来提供营养物质或者进行胃肠减压的一种治疗方法。

观察要点

- 造瘘管的外露长度有无变化,缝线有无脱落。
- 造瘘管周围的皮肤有无红肿、疼痛及渗出。
- 造瘘管是否通畅,有无堵塞。

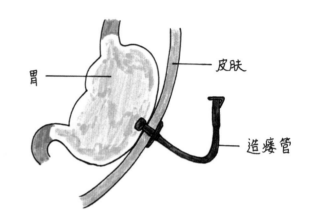

操作要点

- 物品准备:准备好营养液、毛巾、纸巾、温开水、胃灌器。
- 操作前准备:洗手,询问患者有无大小便,如有,应先协助患者大小便。调整合适的体位,取坐位或半坐卧位。将毛巾垫在腹部造瘘管出口处。
- 检查造瘘管有无脱出、松动或缝线脱落,敷贴固定是否良好。
- 回抽造瘘管,胃内残留量大于200 mL,应延缓管饲,胃残留量大于500 mL,暂停管饲。
- 营养液及温开水温度37~40 ℃,用手腕内侧皮肤测温,感觉温热为宜。
- 用胃灌器缓慢注入20~30 mL温开水,再用胃灌器缓慢灌注营养液。
- 营养液喂养后再喂养20~30 mL温开水冲管,确保管道内无营养液残留。
- 每2~4小时喂养1次,每次喂养量不超过400 mL。
- 喂养后保持半卧位30~60分钟后再恢复平卧位,以防胃内容物返流。
- 整理用物,将胃灌器洗干净备用。
- 喂养后观察患者有无腹痛、腹胀、恶心、呕吐、腹泻等情况。

⚠ 注意事项

● 营养液为流质，可以用牛奶、豆粉、奶粉、藕粉、米粉、鸡蛋、鸡汤、豆浆等配置。

● 也可以把水果、蔬菜、鸡蛋、豆腐、馒头、肉等食物用电动搅拌器进行搅拌，搅拌成均匀的浆液。

● 营养液现配现用，配置过程中避免污染，未用完的营养液保存于4 ℃的冰箱内，24小时内用完。

● 配置喂养溶液时，新鲜果汁与奶液要分开注入，防止产生凝块。

● 营养液与药物分开喂养。

● 口服药应碾碎，必要时用纱布过滤，充分融化再注入造瘘管，以防堵管。

● 药物及营养液喂养前后用20～30 mL温水冲管，注入食物时速度不要过快，以免患者出现腹痛、腹胀的症状。

● 置管期间勿擅自从口腔喂食。

● 喂养时患者出现咳嗽，咳出营养液，立即停止喂养，头偏向一侧，抽出胃内容物。

● 当患者出现饥饿感、头晕、冷汗、乏力、心慌等表现时，患者可能出现了低血糖，应立即测量血糖，判断为低血糖后立即喂养含糖食物。

● 如造瘘管堵管，用20～30 mL温开水通过抽吸和间断式推注的方式冲洗胃管。若无效，可使用可乐20～30 mL冲洗胃管。

● 造瘘管皮肤固定处需要定期换药，保持干燥，避免局部发生感染。若局部的缝线脱落需要到医院再次固定，避免造瘘管脱落。

● 保持口腔清洁无异味，每日清洁患者口腔2次。

● 造瘘管固定在腹壁上，避免牵拉。洗澡时，注意局部皮肤保护，勿直接淋浴，洗完澡后，用干棉签擦干瘘管周围皮肤，局部碘伏消毒。

👤 就 医

● 呛咳后出现发热。

● 局部皮肤牵拉、疼痛、感染。

● 造瘘管堵塞、脱出。

● 回抽出血性、咖啡色胃液。

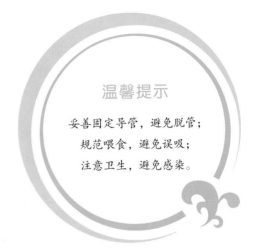

温馨提示

妥善固定导管，避免脱管；
规范喂食，避免误吸；
注意卫生，避免感染。

腹部冲击法
（海姆立克手法）

微信扫一扫,观看操作视频!

腹部冲击法,又称海姆立克手法,拯救了无数因异物堵塞呼吸道而发生窒息的患者。

👁 观察要点

- 诱因:进食说话、吞咽过快、醉酒呕吐、溺水、脑部疾病、吞咽功能较差的老年人、吞咽功能发育不良的婴幼儿。
- 手势:患者抓自己的脖子（"V"字形呼救手势）。
- 呼吸:患者不能说话、不能呼吸、不能咳嗽（"三不能"）。
- 面色:患者面色口唇进行性发红、发紫。

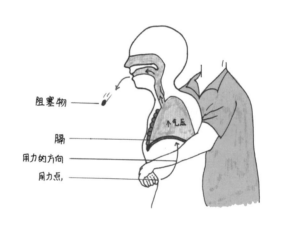

阻塞物
膈
用力的方向
用力点

🖐 操作要点（"剪刀石头布手法"）

- 操作者站在患者后侧,张开患者双腿,使其上半身稍向前倾,弓步向前顶住患者臀部。
- 伸出一只手的两根手指（"剪刀"）并拢放在患者肚脐眼上方。
- 另一只手握拳（"石头"）放置在两根手指的正上方。
- 抽出原先的两根手指,张开手掌（"布"）包住另一只手的拳头,快速向内和向上冲击5次。
- 观察异物有无排出,如果没有排出,继续交替进行5次背部叩击（用一只手支撑住胸部,另一只手掌根部在肩胛骨之间进行大力叩击5次）,直至异物被排出或者120急救人员接手患者为止。
- 清除气道异物的过程中注意观察患者的神志有无改变,若转为昏迷,立即评估是否需要进行心肺复苏。

⚠ 注意事项

- 如果呼吸道部分梗阻，还可以呼吸说话，鼓励患者用力咳嗽排出异物。
- 老年人身上操作后有可能会引发胸腹部内脏破裂、出血、肋骨骨折等，故老年人发生气道异物窒息时，此方法不是首选，而是选择其他方法无效且情况紧急时才能使用该方法。
- 提防"祸"从口入，将食物切成小块，尽量不要给宝宝和牙口不好的老人家吃坚硬、光滑、需要彻底嚼碎的食物。
- 养成良好的进食习惯，进食时，不要讲话，更不要嬉笑打闹。
- 将可能被误吞的东西，放在孩子够不着的地方。给孩子准备玩具和衣物时，先要仔细查看是否有容易脱落的小零件。

🗪 就 医

- 发生异物窒息第一时间拨打120急救电话，因为一旦无法排出异物，后果不堪设想。
- 在使用腹部冲击法后，即使异物已排出，也要及时到医院检查患者有无并发症的发生，并对症治疗。

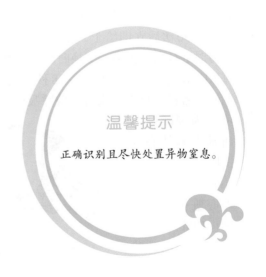

温馨提示

正确识别且尽快处置异物窒息。

心肺复苏技术

微信扫一扫，观看操作视频！

　　心肺复苏（CPR）是心跳、呼吸停止时所采取的紧急抢救措施。应用胸外按压恢复心脏自主搏动和血液循环，应用人工通气代替自主呼吸，达到挽救生命的目的。它由胸外心脏按压、开放气道和人工呼吸三个部分组成。

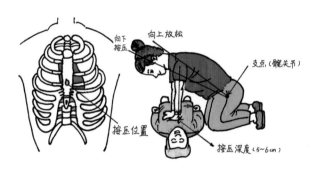

🔍 观察要点

- 突然呼之不应，神志丧失。
- 触摸不到颈动脉搏动。
- 呼吸停止或呈叹息样无效呼吸。

⚠️ 注意事项

- 患者失去反应时，应第一时间寻求帮助及拨打120急救电话。
- 每按压30次后立即给予2次人工呼吸，连续做5个循环，或者2分钟，或者感到疲劳时进行人员更换，交换时胸外心脏按压中断时间不超过10秒。
- 每30次胸外心脏按压在15～18秒完成，人工呼吸通气时间大于1秒。
- 判断患者没有反应、没有有效呼吸即可进行胸外心脏按压，无需判断脉搏，切不可因为判断脉搏而延误胸外心脏按压的时间。
- 不得随意终止胸外心脏按压，可停止CPR的条件：
  - （1）患者发出呻吟声。
  - （2）患者出现肢体活动。
  - （3）120急救人员到达现场并接手。

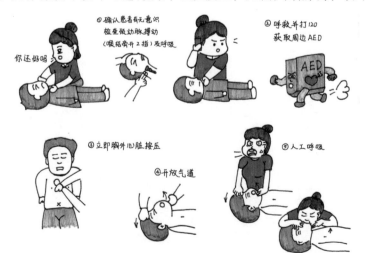

124

🖐 操作要点（叫-叫-C-A-B）

- **判断（叫）：**采取轻拍或摇动患者双肩的方法，并在两边耳朵大声呼叫："喂，喂，你好吗？"判断患者有无反应，没有反应，应立即检查颈动脉搏动（位置：喉结旁开两指）和有无呼吸。判断有无有效呼吸时可观察患者面部、呼吸状况和胸廓有无起伏。检查时间应至少5秒但不超过10秒。

- **呼救（叫）：**寻求周围人员共同施救的同时拨打120急救电话，说明所在地点及具体情况，获取周边的AED设备（自动体外除颤器）。

- **胸外心脏按压（C）：**一旦判断患者发生心搏骤停，或不确定是否有脉搏时，立即开始胸外心脏按压。施救者充分暴露患者胸部，将一只手掌根紧贴患者胸部正中、两乳头连线水平（胸骨下半部），双手十指相扣，掌根重叠，指端翘起，双上肢伸直，上半身前倾，以髋关节为轴，用上半身的力量垂直向下按压，确保按压深度5～6 cm，按压频率100～120次/分，保证每次按压后胸廓完全回弹，按压和放松的时间大致相等，按压时大声计数（从1开始数到30）。

- **开放气道（A）：**检查口腔有无异物，如有异物将其取出。用仰头举颏法开放气道，位于患者一侧，将一只手置于患者前额部用力使头后仰，另一只手食指和中指置于下颏骨向上抬起下颌，使患者下颌角及耳垂的连线与水平面垂直。

- **人工呼吸（B）：**口对口人工呼吸，用置于患者前额的拇指和食指捏住患者鼻孔，用口唇把患者的口完全罩住，进行缓慢人工通气。进行人工呼吸前，正常吸气即可，不要深呼吸，通气完毕，应立即放下患者口部，同时放松捏闭患者鼻部的手指，使患者能从鼻孔中呼出气体。

- **除颤：**假如获取了AED，请立即打开AED，连接电极片，根据语音提示进行操作。

🧑 就 医

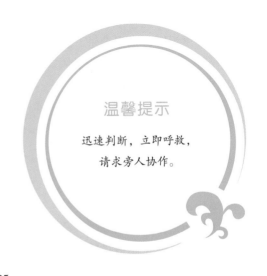

- 一旦患者没有反应，立刻拨打120急救电话求救，说明所在地点、标志性建筑及患者情况，留下联系电话，身边有其他现场人员的话应安排一个人去接车，以便急救人员能顺利快速到达现场进行救护。

温馨提示

迅速判断，立即呼救，请求旁人协作。

125

会阴护理

会阴护理是指对会阴部及其周围皮肤进行的清洁和护理，适用于留置导尿者、大小便失禁、产后/手术后会阴部的擦洗、冲洗消毒等。

微信扫一扫，观看操作视频！

观察要点

- 会阴部有无水肿。
- 会阴伤口恢复程度，判断是否影响活动及大小便。
- 阴道分泌物的颜色有无变黄、形状呈脓性、臭味等。
- 有无腹痛、腰酸、下腹坠胀感等对应症状。

操作要点

- 操作者修剪指甲，清洁双手，戴手套操作。
- 先用温水擦洗，擦洗时以阴道口、会阴伤口为中心进行，先从前往后，从外向内，再从内向外，最后肛门。
- 消毒时以阴道口、会阴伤口为中心进行，右手持一次性镊子，用泡有5%聚维酮碘的一次性棉球擦拭，从上到下，由内向外进行。
- 先擦洗再消毒，棉球或棉签不重复使用。
- 操作结束后更换干净护理垫及内裤。
- 护理过程中注意观察疼痛、局部红肿、渗血、渗液情况等有无改善。

注意事项

- 环境温度温暖，水温合适，注意保暖，避免受凉。
- 动作轻柔，避免损伤会阴黏膜。
- 过程中注意无菌操作。
- 注意隐私保护。

就 医

- 伤口有红肿热痛、渗血、渗液。
- 分泌物量多、有臭味。
- 大便从阴道排出。
- 小便热、痛或从阴道排出。

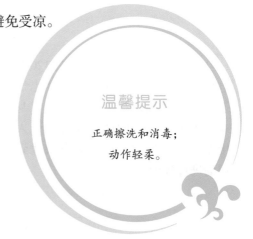

温馨提示

正确擦洗和消毒；
动作轻柔。

留置尿管护理

留置导尿是指经尿道插入导尿管至膀胱内，起到引流尿液的方法。泌尿系统有损伤、尿失禁或膀胱功能障碍的患者会带尿管回家休养。

微信扫一扫,观看操作视频!

观察要点

- 尿管是否引流通畅，是否维持密闭引流。
- 尿道口有无小便流出，有无疼痛。
- 尿液是否呈红色，有无浑浊、沉淀、结晶。
- 有无腰痛、怕冷发抖、发热。

操作要点

- 保持尿道口及周围区域皮肤清洁，洗净双手，戴手套，每日用温水擦拭，如果尿道口有红肿、渗液可以用5%聚维酮碘擦拭消毒。
- 普通集尿袋每周更换2次，抗返流集尿袋每周更换1次。
- 更换集尿袋时先清洁双手，检查集尿袋是否有破损，关闭尿袋底部的开关并反折尿管，尿管与引流袋接口用5%聚维酮碘消毒，更换时避免牵拉尿管，避免手触碰引流袋接口。

注意事项

- 妥善固定尿管，避免尿管折叠、扭曲。
- 保持引流装置密闭、通畅，活动或搬运时要夹闭尿管，下床活动时集尿袋始终低于膀胱水平，防止尿液反流。
- 集尿袋内尿液达 1/3 ~ 1/2 满时即倾倒。
- 病情允许的情况下多饮水，每日 1500 ~ 2000 mL。
- 洗澡或擦身时不可把导尿管浸入水中。
- 根据尿管说明书上的使用提醒或医护人员出院时的交代，及时到医院更换尿管。

就 医

- 尿管阻塞或意外脱出。
- 发现尿液浑浊不清、有沉淀物、结晶，或者伴有血尿、尿道口疼痛、畏寒和发热时。
- 尿道明显红肿，较多渗液及尿液流出。

温馨提示

妥善固定，避免脱管，
引流通畅；
注意卫生，定期更换，
避免感染。

127

直肠给药

直肠给药是把药物通过肛门送到肠管内，直肠黏膜直接将药物吸收，从而达到治疗疾病的效果。分为直肠注入、灌肠、直肠栓剂塞入三种，肛门痔疮疾病最常用为直肠栓剂塞入。

微信扫一扫，观看操作视频！

观察要点

- 有无肛周破损、出血。
- 有无腹痛、腹泻、腹胀、恶心呕吐等。

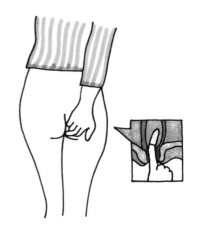

操作要点

- 排空大便，准备栓剂。
- 清洁双手及肛门。
- 取左侧卧位，膝部弯曲，暴露肛门。
- 戴上指套或手套，将栓剂沿直肠壁向脐部方向送入2~3 cm（成人3 cm，儿童2 cm），动作轻柔。
- 侧卧15分钟。
- 脱手套，洗手。

注意事项

- 给药时深呼吸，保持放松状态。
- 塞药困难时可选择石蜡油增加润滑度。
- 用药后1~2小时尽量不要排便，以便药效更好吸收。

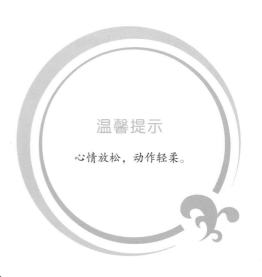

温馨提示

心情放松，动作轻柔。

就 医

- 出现肛门出血，严重腹泻、腹痛、腹胀等。

穿衣训练

由于老人肢体活动不便，给日常生活造成极大影响。通过训练提高老人自行穿衣的能力，最大程度恢复生活自理能力。

微信扫一扫，观看操作视频！

操作要点

- 上衣的穿脱

(1) 穿上衣：原则是先穿患侧，再穿健侧。①患者可取坐位，先用健侧手将患肢前臂套入衣袖。②再抓住衣领，将袖子拉到肩部。③将衣物从患侧脖子后面拉到健侧。④健侧穿入另一个衣袖。⑤系好纽扣或拉好拉链。⑥整理衣物至整齐。

(2) 脱上衣：原则是先脱健侧，再脱患侧。①仍取坐位，用健侧手解开纽扣或拉链。②先脱出健侧。③再脱患侧。④整理放置。

- 裤子的穿脱

(1) 穿裤子：原则是先穿患侧，再穿健侧。①患者可取坐位，健侧手将患侧腿抬起放于健侧腿上。②身体微前倾，健侧手将裤腿套入患侧腿。③健侧手拉裤腰到膝上，放下患侧腿。④健侧腿穿入裤腿并拉至膝上。⑤健侧手支撑下抬臀或站起，将裤子向上拉至腰部，系好裤扣或腰带。⑥整理衣裤。

(2) 脱裤子：原则是先脱健侧，再脱患侧。①先松解裤扣或腰带。②先脱出健侧。③再脱患侧。④整理放置。

观察要点

- 有无合作能力。
- 有无肢体活动能力。
- 有无管路，观察管路放置位置、固定情况。

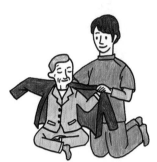

注意事项

- 上衣应选择宽松开衫为主，裤子尽量选择松紧带式。避免系带式的衣物。
- 选择稳当坐位，保持身体平衡，避免摔倒。
- 穿脱时固定好各管道，防止拔管、受压、打折。
- 动作可缓慢，耐心对待，不能急于求成。

就医

- 跌倒致身体有伤害。
- 肢体活动能力下降。
- 管道不慎拔除。

温馨提示

尽己所能锻炼，防范意外，提高生活质量。

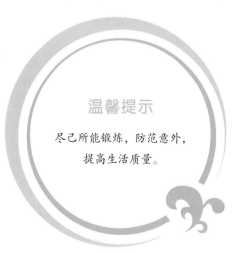

造口袋的更换

微信扫一扫，观看操作视频！

　　造口袋是用于收集造口患者的粪便和尿液的容器物。造口袋按结构分为一件式造口袋和两件式造口袋。居家时需正确地进行造口护理，并清洁造口及周围皮肤，避免排泄物对局部的刺激，减少并发症，以提高生活质量。

🔍 观察要点

- 造口有无凸出或回缩（低于皮肤表面）。
- 造口周围皮肤有无红肿、痒痛、破溃情况。
- 排泄物是否正常，有无血便、便秘、腹泻或血尿。

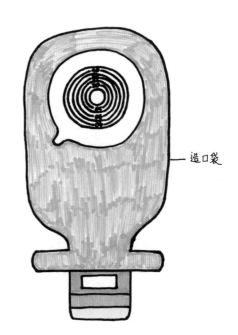

造口袋

✍ 操作要点

- 用物准备：造口袋，造口测量尺，黏胶祛除喷剂，造口护肤粉，皮肤保护膜，可塑防漏贴环或防漏膏，弯剪，棉签，纸巾，小毛巾，脸盆，垃圾袋。
- 用黏胶祛除剂轻柔揭除造口底盘，用温水清洗造口及周围皮肤，擦干水。
- 使用造口量尺测量造口黏膜大小，在造口袋开口内剪出比测量尺寸大 1～2 mm 的开口，用手捋顺造口袋开口内侧。
- 造口周围皮肤喷洒造口护肤粉，将多余粉末清除干净。再将皮肤保护膜均匀地喷/涂在皮肤上，待干。将可塑防漏贴环紧密贴于造口根部，用湿棉签把贴环外缘按压平整。
- 把底盘沿着造口紧密贴在皮肤上，扣上造口袋，系上造口腰带。
- 用温热的双手捂在粘贴好的造口底盘上 10～15 分钟，使底盘黏胶与皮肤更贴合。

⚠ 注意事项

- 造口袋排泄物满 1/3 或 1/2 时及时倾倒排空。
- 饮食注意清淡宜消化，细嚼慢咽，避免辛辣刺激的食品。
- 造口袋为一次性用品，不能清洗，不能佩戴时间过长，造口底盘建议 3 天一换，依据底盘浸渍情况，建议晨起空腹更换底盘或进食 2 小时后更换。
- 回肠造口排泄量大，患者日常注意补水。
- 术后控制体重，避免腹围增大致造口回缩。
- 避免腹压增大的活动，如搬重物等，慢性咳嗽需治疗。
- 天气冷时（冬天/夏天在空调房内），造口袋贴好后，一定要用温热的双手捂住造口底盘 10 ~ 15 分钟，让底盘黏胶与皮肤更贴合。
- 外出旅行时，务必带好造口用品，以备不时之需。

🧑 就 医

- 腹痛、腹胀，造口停止排气排便。
- 造口出血，造口黏膜颜色变黑。
- 造口周围皮肤发炎、破溃。造口凹陷，造口黏膜低于皮肤表面。

> **温馨提示**
>
> 充分清洁造口周围皮肤；
> 合理剪裁造口开口；
> 造口袋底盘黏胶与皮肤
> 充分贴合。

良肢位摆放

微信扫一扫，观看操作视频！

良肢位是指偏瘫者在康复治疗中，根据不同疾病和功能障碍的特点，防止肢体强直僵硬的体位，又叫抗痉挛体位。不同卧位，良肢位有所区别，包括仰卧位，健侧卧位，患侧卧位、坐位。

观察要点

- 皮肤局部有无受压受损，保持床单整洁，保持会阴部清洁干燥。
- 有无肢体肿胀、疼痛、肢体颜色变紫或发黑等。
- 有无关节部位疼痛，尤其是肩关节。
- 有无足下垂。
- 有无肢体活动障碍。
- 有无肌肉张力增加。

操作要点

- 患侧卧位。

(1) 头部垫一软枕，后背用枕头支撑。

(2) 患侧上肢前伸，与躯干夹角大于90°，前臂旋后，肘关节伸展，手指张开，掌心向上；健侧上肢舒适的放于身上。

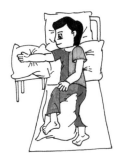

患侧卧位

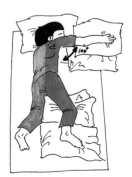

健侧卧位

(3) 健腿屈曲向前，置于体前另一枕头上，髋关节屈曲；患腿在后，髋关节微后伸，膝关节略屈曲。

- 健侧卧位。

(1) 健侧在下，患侧上肢下垫一枕头，患肩前屈90°～100°，肘关节、腕关节、指关节均伸展放于枕上。

(2) 后背用枕头支撑。

(3) 患腿屈曲向前，置于体前另一枕上，髋、膝关节自然屈曲。

- 仰卧位。

(1) 头部垫一软枕，面部转向患侧，枕头高度适当。

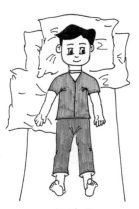

仰卧位

（2）患侧肩部垫枕头，防止肩胛骨后缩、上肢用枕头垫高，肘关节、腕关节、手指伸直。

（3）髋关节、大腿下、膝关节下垫枕头，防止髋部向外旋转，膝部过伸。

● 床上坐位。

（1）摇起床头90°角，或者背部用枕头支撑，躯干挺直，不要倾斜，髋关节90°屈曲，双膝50°~60°屈曲，膝盖下垫一软枕。

（2）患侧上肢垫薄枕，患肩向前伸，肘关节保持伸直，双侧上肢伸展放于床上撑板上。

● 轮椅坐位。

保持躯干伸直，臀部尽量往后坐在轮椅坐垫上，身体微前倾；患侧上肢放在胸前软枕上，肘关节避免过度屈曲，手指要自然伸展；患腿避免外旋，髋关节、膝关节、踝关节保持90°，双足平放在地板上，双足分开与肩同宽，脚尖向前。

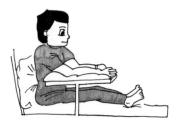

床上坐位

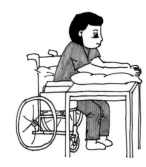

轮椅坐位

⚠ 注意事项

● 中风者卧床期摆放良肢位时，鼓励患侧卧位，适当健侧卧位，尽可能少采用仰卧位。

● 仰卧位时在足底垫一软枕，预防足下垂。

● 偏瘫者取患侧卧位时，是所有体位中最重要体位，可以增加患侧的感觉刺激，对抗患侧肢体强直僵硬，有利于健侧手的活动。患肩轻轻拉向前，避免后缩。患侧腕及手指打开放松，不要在手中抓握物品。

● 给予患侧手、踝足充分的支持，避免处于悬空位。

🧑‍⚕ 就　医

● 突发神志不清、讲话口齿不清、呕吐、肢体活动无力等病情加重时。

● 肢体肿胀、瘀青、疼痛等。

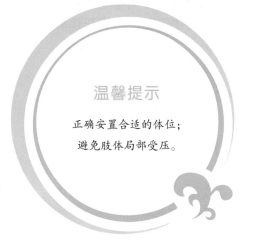

温馨提示

正确安置合适的体位；
避免肢体局部受压。

133

肢体功能锻炼

微信扫一扫，观看操作视频！

肢体功能锻炼是指主动或者被动地活动患者的肢体，防止肢体功能减退和肢体畸形，从而加快肢体活动功能的恢复，提高其生活质量。

观察要点

- 肢体有无肿胀、疼痛，有无胸闷、胸痛等症状。
- 有无口角歪斜、神志不清、讲话不清、肢体活动无力等。
- 在锻炼过程中有无疲乏、劳累过度等运动状态，有无手脚、关节活动紧张。

操作要点

- 关节被动运动。

(1) 肩关节屈伸运动：一手托住手腕，一手托住肩膀，使手臂尽量举过头顶，然后回到原来的位置。

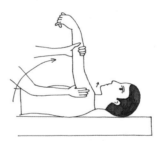
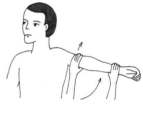

(2) 肩关节外展、内收运动：一手托住手腕，一手托住肩膀，向外进行拉伸，然后回到原来的位置。

(3) 肩关节内、外旋运动：一手托住手腕，一手托住肩膀，屈肘向后伸至头部，再向前至躯干部。

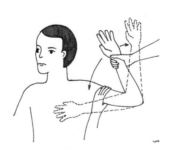
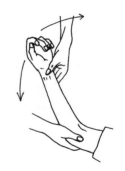

(4) 肘关节屈、伸运动：一手握住手腕，一手托住手肘，完成肘关节的屈、伸。

(5) 肘关节旋转运动：一手托住手腕，一手托住手肘，使手臂向内侧旋转，再向外侧旋转。

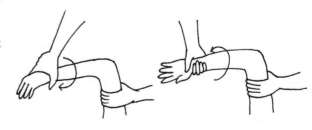

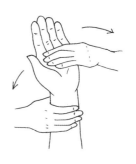

（6）腕关节训练：一手固定手腕，一手握住手指，完成腕
　　关节的背伸与掌曲。

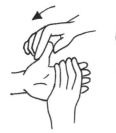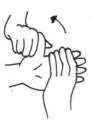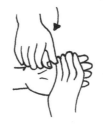

（7）手指关节训练：一手
　　握住患者手指，另一
　　手握住患者拇指，完
　　成手指屈伸运动。

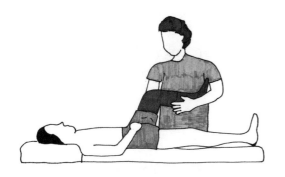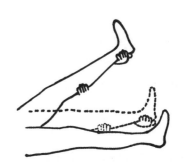

（8）髋、膝关节屈伸运动：一手托住膝关节后方，另一手托住足跟，完成膝关节伸
　　展及髋关节的伸展。

（9）髋关节外展和内收运动：一手托住膝关节后方，另一手托住足跟，完成膝关节
　　的外展，然后返回原来的位置。

（10）髋关节的内、外旋运动：下肢呈屈曲状，一手握住足踝上方，一手固定住膝
　　关节，完成髋关节的外旋与
　　内旋。

（11）踝关节背伸、跖屈被动运
　　动：一手握住并固定足踝上
　　方，一手托住足底或脚趾，
　　在下压足背的同时，另一只
　　手将足跟上提，然后回到原
　　来的位置。

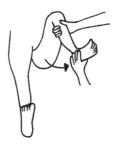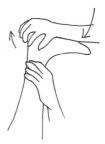

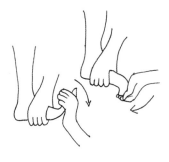

（12）脚掌趾关节屈、伸运动：一手托住脚板，另一手握住脚趾，完成屈、伸运动。

- 翻身训练：尽早学会向两侧翻身，以免长期固定于一种姿势，出现皮肤受压破损及肺部感染等并发症。

（1）健侧翻身：取仰卧位，双手交叉，患侧拇指置于健侧拇指之上（Bobath 握手），屈膝，健腿插入患腿下方。交叉的双手伸直举向上方，做左右侧方摆动，借助摆动的惯性，让双上肢和躯干一起翻向健侧。照护者可协助或帮助其转动骨盆或肩胛。

（2）患侧翻身：取仰卧位，双手交叉，患侧拇指置于健侧拇指之上（Bobath 握手），向上伸展上肢，健侧下肢屈曲，双上肢左右侧方摆动，当摆向患侧时，顺势将身体翻向患侧。

- 动态桥式训练：可加强患侧伸髋屈膝肌，对避免今后行走时出现步态不正十分重要。取仰卧位，屈双膝，双足踏在床面，双膝并拢，健腿不动，患腿做交替的内收和外展，并控制好动作的幅度和速度。患腿保持中立位，健腿做内收、外展练习。

- 坐位左右平衡训练：取坐位，照护者坐于其患侧，一手放在患者腋下，一手放在其健侧腰部，嘱其头部保持正直，将重心移向患侧，再逐渐将重心移向健侧，反复进行。

⚠ 注意事项

- 肢体功能锻炼的运动量应适度，强度由小逐渐增大，动作从简单到复杂，避免出现疲劳和损伤。
- 锻炼应循序渐进、持之以恒，只有长期坚持才能看到效果。
- 离床锻炼、站立、坐位平衡训练时谨防跌倒。
- 锻炼过程中，如出现疼痛、疲劳、乏力，应及时调整。

🧑 就　医

- 突发神志不清、讲话言语含糊、恶心呕吐、肢体无力，或原有症状加重时。
- 出现胸闷气闭、胸痛、肢体肿胀、疼痛等症状。
- 患者病情稳定，建议出院后半个月复查，之后每3个月门诊复查。

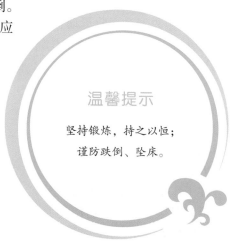

温馨提示

坚持锻炼，持之以恒；
谨防跌倒、坠床。

个人卫生清洁训练

微信扫一扫，观看操作视频！

由于偏瘫老人肢体活动不便，给日常生活造成极大影响。通过训练以最大程度恢复老人的个人卫生清洁能力。

操作要点

- 洗脸：选用30 ℃左右（以不烫手为宜）温水，用健侧手拧干湿毛巾，再清洗脸部。
- 刷牙漱口：尽量选择塑料杯，用健侧手进行刷牙漱口。
- 沐浴：
（1）浴室地面需做防滑处理，可放置防滑垫，穿防滑鞋。
（2）浴室内温控制在26 ℃左右。
（3）水温控制在38～42 ℃，用健侧肢体测试下水温是否合适。
（4）用健侧手从颈肩部开始，再到胸腹部—上肢—背部—腰部—腿部—足部顺序进行擦洗或沐浴。
（5）协助更换清洁衣物。

观察要点

- 评估自我照护能力、配合度。
- 有无管路，观察管路放置位置、固定情况。
- 有无皮肤破损、皮疹等。

就 医

- 滑倒致身体伤害。
- 肢体活动能力下降。
- 管道不慎拔除。

注意事项

- 注意保暖，保持水温、室温适宜。
- 保证安全，应用防滑垫、穿防滑鞋，避免滑倒。
- 不宜独自在浴缸洗浴。
- 注意保护好各管道，防止拔管，防止潮湿。
- 动作可缓慢，耐心对待，不能急于求成。

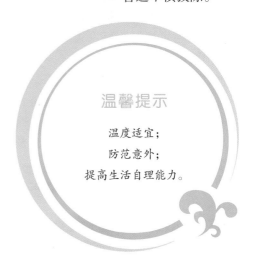

温馨提示

温度适宜；

防范意外；

提高生活自理能力。

助行器的使用

　　助行器是一种常见的行走辅助器具。助行器分为购物车式助行器、框式助行器和手杖式助行器。偏瘫患者使用手杖助行器应放在健侧。下肢受伤的患者手杖应在受伤侧的上肢使用。购物车式助行器外形与购物车类似，配备座椅可以休息，适合有一定行走能力但不能长距离行走的人。框式助行器支撑面积大，稳定性好，使用者上肢可以平稳地抬起助行器，适用于老年人、行走不稳者、双下肢肌力较差者。手杖式助行器适合平衡能力强，上肢臂力、支撑力较好的人。

微信扫一扫，观看操作视频！

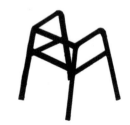

框式助行器

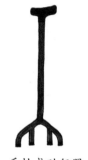

手杖式助行器

操作要点

- 框式助行器：取站立位，双手提起助行器向前，先迈患侧腿，再迈另一侧腿。
- 手杖式助行器：取站立位，提起手杖向前，先迈患侧腿，再迈另一侧腿。

注意事项

- 检查助行器有无破损、螺丝有无松动掉落、稳定性好不好、检查防滑垫的磨损情况。
- 使用助行器前先调节好高度，站立时，足底到大腿根部的高度就是合适的助行器高度。
- 出现助行器磨损、变形等情况，及时维修或更换助行器。
- 使用助行器时保持身体重心稳定，站立姿势，双眼平视。
- 如使用助行器时，出现头晕等不适，停止行走，就地蹲下或呼救。

就　医

- 不慎跌倒及时就医。

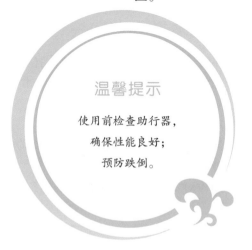

温馨提示

使用前检查助行器，
确保性能良好；
预防跌倒。

138

轮椅的使用

微信扫一扫，观看操作视频！

轮椅是一种康复辅助工具，能够为肢体活动不便的人群提供移动帮助。使用适应证：步行功能减退/丧失、活动能力下降者，比如骨折、截瘫、严重心脏病、中风、老年痴呆、高龄老人等。

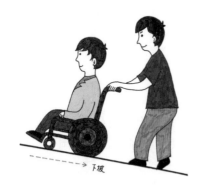

下坡

操作要点

床-轮椅转运：

- 评估活动能力，注意周围环境光线充足、无障碍物、地面干燥。
- 检查轮椅性能完好情况：手柄、靠背、坐垫、刹车、车胎、安全带、踏板。
- 摆放轮椅位置与床边形成夹角30°～45°、先拉紧手刹、脚踏板翻起。
- 协助床上坐起、穿上拖鞋，叮嘱其健侧手扶着照护人员的肩臂或环抱照护人员颈部、照护人员屈曲下蹲（弓字步），双手环抱其腰部或抓紧背侧裤腰，双腿用力带动平稳站起，再平稳地转移至轮椅前坐下。
- 扶好扶手，背部放置软枕，调整好座位，系好安全带，放下轮椅脚踏板，松手刹，即可到需要去的地方了。

上下斜坡：

上坡：坐轮椅者面朝坡，身体前倾，防止后翻。

下坡：倒转轮椅（即坐轮椅者面朝坡），抓紧扶手，身体向后靠，缓慢下行。

⚠ 注意事项

- 轮椅使用前检查完好性，定时加润滑剂。
- 推行时，速度要慢，系好安全带，患者的头及背向后靠，遇到转弯或有障碍物时，要提前告知并指示。人不要向前倾身或自行下车，避免跌倒。
- 避免长时间坐轮椅，每隔30分钟抬臀1次。天气冷时，加盖毛毯。

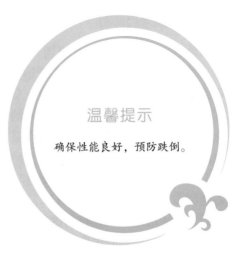

温馨提示

确保性能良好，预防跌倒。

就 医

不慎跌倒，立即就医。

居家环境消毒

居家环境消毒是阻断传染病在家庭中传播的有效措施和手段。

微信扫一扫，观看操作视频！

居家日常消毒要点

- 居家消毒应以清洁为主，消毒为辅，消毒并非必须用消毒剂，居家优先使用阳光暴晒、热力等物理消毒方法。应对重点环节、对象进行消毒，如餐饮具、快递、门把手等。消毒剂应按照使用说明书，根据不同消毒对象，配制合适浓度，以适当的消毒方法开展。消毒时做好个人防护，配制消毒剂需佩戴口罩、手套，并在通风良好的环境下进行，配制好的消毒剂尽快使用。

如何做好室内空气消毒

- 开窗通风即可，推荐持续开窗通风，不能持续的，每日上、下午至少各开窗1次，每次30分钟以上。不能开窗通风或通风不良的，可使用电风扇、排风扇等机械通风方式，尽可能引入室外新风。

家居物品如何消毒

- 常用小件物品如手机、遥控器、鼠标、门把手、水龙头、各种按钮等可用70%~80%酒精棉球或消毒湿巾擦拭消毒。
- 面积较大的物件如桌面、地面，可用含有效氯（溴）500 mg/L的消毒液进行喷洒、擦拭或拖拭消毒。
- 衣物、被褥等织物可在阳光下暴晒4~6小时（应注意翻面，使正反面均能晒到）。
- 洗手池、马桶可定期使用含氯消毒液进行消毒。

如何做好餐具消毒

- 煮沸消毒15~30分钟，或流通蒸汽消毒30分钟，时间应从煮沸和蒸汽注入开始算起，而非开始加热时间。流通蒸汽消毒时，餐具摆放应有空隙，不得紧密摆放，避免影响消毒效果。
- 使用餐具消毒柜按使用说明书操作进行消毒。
- 使用250~500 mg/L的含氯（溴）消毒液浸泡30分钟后，再用清水洗净。浸泡时保证餐具完全浸没，如有新的餐具放入，重新计算时间。为保证消毒效果，在消毒前应做好清洁工作，去除肉眼可见的污染。

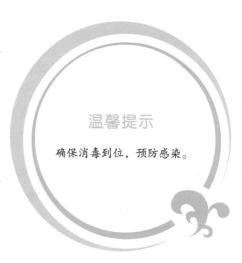

温馨提示

确保消毒到位，预防感染。